養腦聖典

THE BRAIN MANUAL

護腦珍品管花肉蓯蓉全面解密

延緩衰老，養腦要趁早

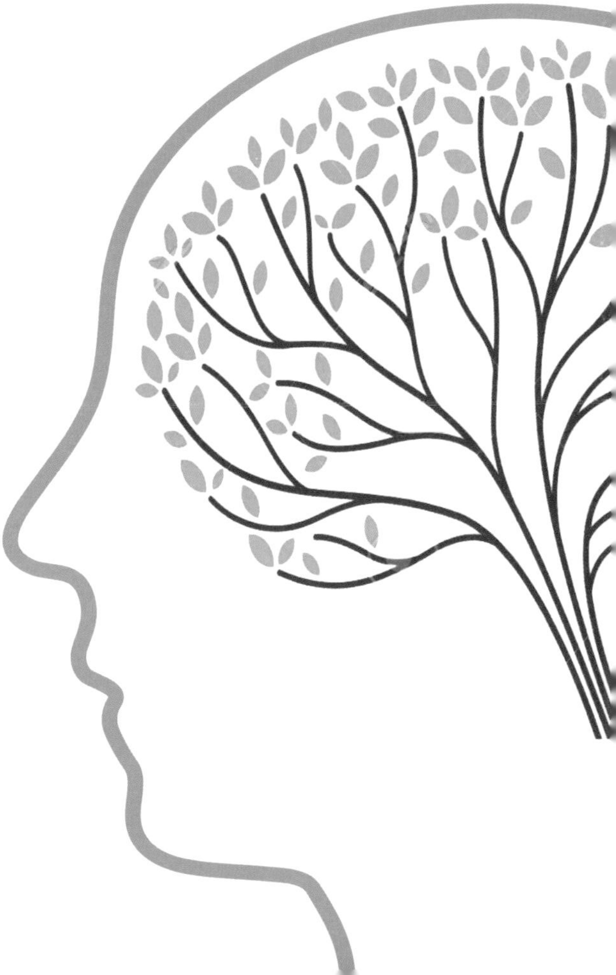

養腦聖典

目錄

Contents

08 PART-1 解碼記憶力

10 記憶力測驗：你的大腦年輕嗎

18 解碼記憶的秘密，大腦精密的運作方式

26 老是忘東忘西，延緩記憶衰退的方法

32 增加大腦活力，預防失智找上門

36 PART-2 腦部養護「顧」根本

38 活化記憶力，來做腦部健康操

46 對抗大腦老化，腦的生活保健

56 漢方食療，補腦益智精力湯

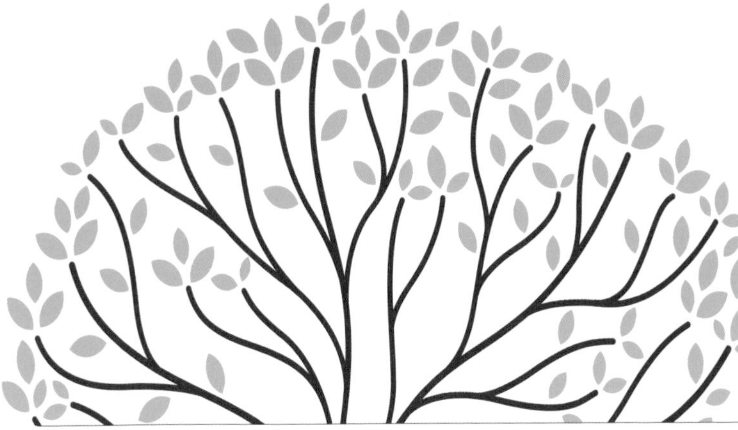

66 PART-3 中西醫不藏私，中醫理論科學解碼

68 帝王補腦聖品，延年益壽的珍貴藥材

76 肉蓯蓉中西大解析，中醫的補腎溫陽良方

84 科學解碼管花肉蓯蓉

94 蒐集5種健腦飲食

104 養腦活力新星：AIE2 和核桃肽

112 商品百百種，市售肉蓯蓉知多少

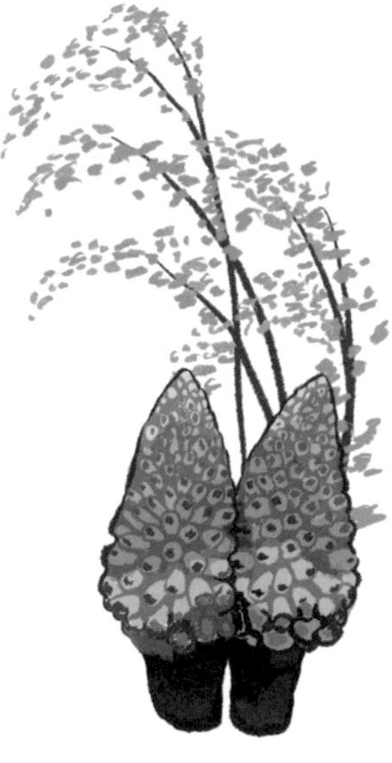

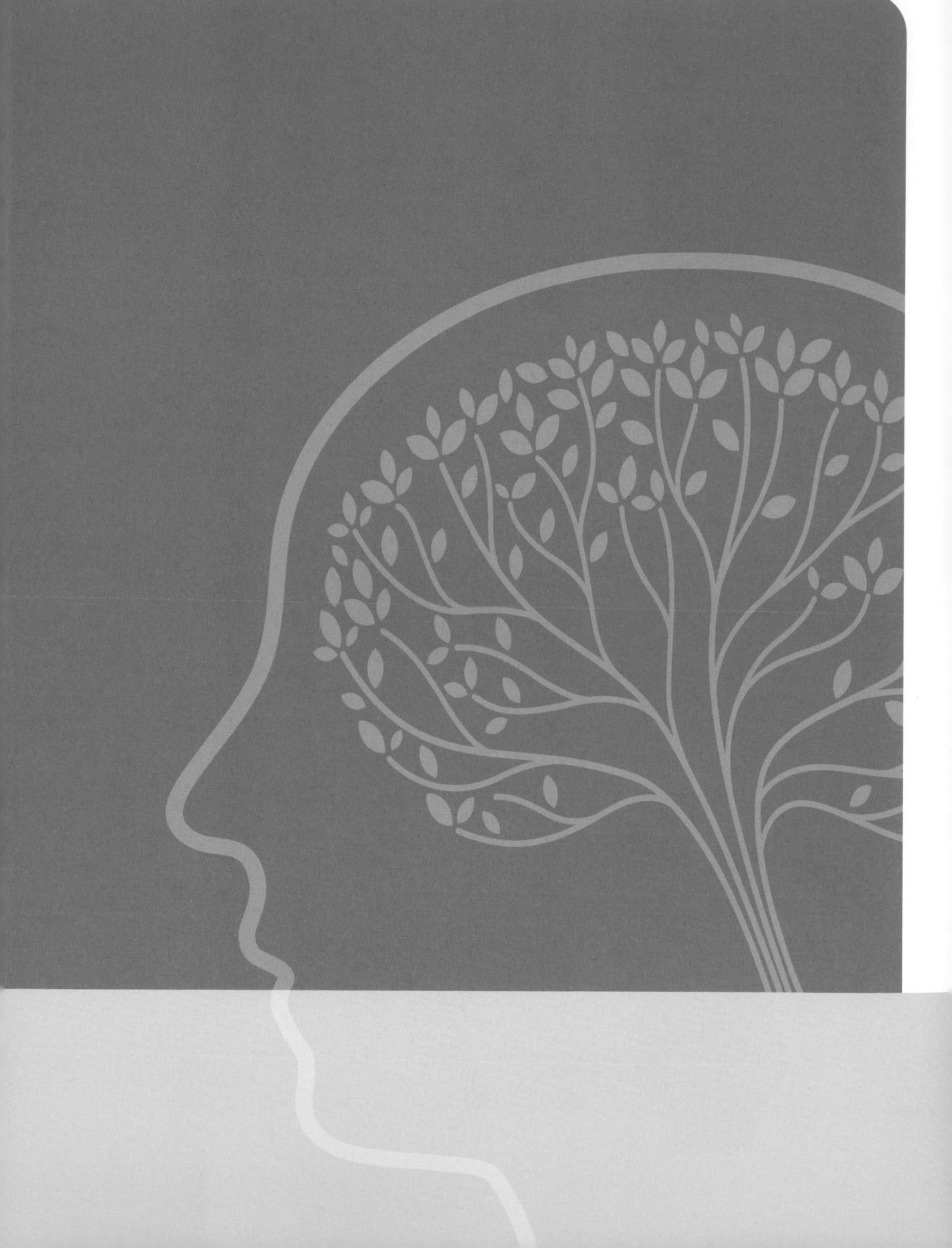

PART 1

解碼記憶力

記憶力測驗：你的大腦年輕嗎？

大腦也有年齡，記憶力是年輕或著老化，是否忽略一些生活中的失智徵兆，透過簡單測驗為自己的腦部年齡打分數。

預備，起！從日常生活看記憶力

你是否對自己的記憶力充滿自信，還是感嘆腦袋大不如前，在學習如何護腦之前，先透過日常觀察對自己做評估吧！大腦活力與記憶力會反映在最息息相關的日常生活中，透過這些主觀的行為統計，也可以知道自己記憶力的變化和問題點。

完成以下的主觀記憶評量後，將所有分數加總起來。總分在20分以下的話，表示你的記憶年齡還是充滿活力的20歲，總分在21分到39分之間，代表有些日常健忘或是腦袋轉不過來的狀況，40分到55分之間，則是腦力已經開始出現走下坡的趨勢，而56分以上，則要更積極地改善生活習慣，並開始進行腦部的訓練和保養才行。

記憶力問卷

	幾乎不會	很少	偶爾	時常	總是
記不得別人的臉孔和名字	1	2	3	4	5
經常去的地方或建築，卻忘記如何到達或找不到路	1	2	3	4	5
到商店卻忘記要買什麼	1	2	3	4	5
交談時如果被打斷，會記不起在講什麼	1	2	3	4	5
找不到鑰匙眼鏡等日常用品	1	2	3	4	5
忘記要使用的詞彙	1	2	3	4	5
讀完整本書籍，會記不得最開始的內容	1	2	3	4	5
重複講同樣的話題和笑話	1	2	3	4	5
明明記得是很重要的事情，卻怎樣也想不起來	1	2	3	4	5
對於和別人的談話內容，產生混亂或遺忘	1	2	3	4	5
記不得上個月發生的事情	1	2	3	4	5
記不得重要日期或約會	1	2	3	4	5
你覺得自己記憶力好嗎	1	2	3	4	5

大腦就像終端機：透過訓練活化記憶力

隨著年紀增長，是否覺得自己越來越容易忘東忘西？忘記出門前關瓦斯了沒，總是找不到手機放哪裡，想不起昨天晚餐吃什麼，和誰吃，又甚至是，去購物商場提著大包小包準備回家，卻怎樣也找不到車子停在哪裡？

進入中年，隨著生活和工作壓力增加，每天都要處理內外大小事，有時難免大腦會跳針，面對一些生活瑣事再怎麼精明的人也會變成「金魚腦」。通常遇到這種情況，多數人都是以一時健忘一笑置之，然而你是否想過，相較於學生時期自己的記憶力似乎大不如前，不知不覺間，腦部也已隨著身體年齡正在逐漸老化中。

人類的大腦就像是一座終端機，記憶就像硬碟一樣，各種想法、影像、知覺和感覺儲存在大腦各部位，分門別類歸檔，以便隨時提取。台北市立聯合醫院失智症中心主任劉建良醫師表示，記憶力可以簡單區分為兩種：短期記憶和長期記憶。短期記憶一般合併工作記憶，我們通過知覺感官接收的訊息，會傳到腦內的暫存區，像是昨天吃的晚餐，今日待辦事項等，偏重於應用處理的功能。

短期記憶經過整理、取捨後，會變成儲存在大腦皮層的長期記憶。像是婚禮、大考等重要時刻，或是語言等，就算不去刻意回想，還是會長時間停留在腦海中，在需要的時刻提取喚回。

當人的年齡增長，記憶力曲線也會逐漸下滑，特別是短期記憶的部分，會更難記住新的語言、詞彙，甚至前幾天做了什麼。劉建良醫師表示，儘管腦袋開始不那麼靈光，經過訓練的能力卻比較不易退化。像是長期從事文字工作的記者，年紀大了邏輯推理和表達能力不會受太大影響，經驗老到的醫生也是，就算背不起新的醫學名詞，也能透過長久以來的臨床訓練，迅速分析病情做出最佳診斷。

記憶力與失智評量測試

在觀察個人生活經驗的主觀評量之外，還有客觀的評鑑方式，為記憶力的程度提供判斷。最常使用的做法，就是單詞和數字的記憶力測驗，請準備一個可以集中精神的環境，在1分鐘之內，盡可能地記住以下的單詞：

1分鐘後，默寫下剛才的詞彙，如果能夠寫下八、九個，那代表自己的

短期記憶 VS. 長期記憶

短期記憶

短時間內產生的記憶，記憶容量小，保存時間短。

工作記憶　待辦事項

長期記憶

可以保存幾分鐘到數十年的記憶，容量大，可以儲存無限個記憶組塊。

童年回憶　重要事件

記憶力會隨著年齡衰退，然而透過腦部的訓練和保養，適當活化腦細胞，可以有效健全大腦體質。

護腦動起來！

記憶力還是不錯的。接下來可以去做其他事情，過10分鐘之後再回來默寫一次，看看這次還有多少單字留在腦海中。高於8分的人，代表依然擁有極佳的記憶和學習力，如果分數低於4分，則表示要花更多精力來進行大腦訓練活化。

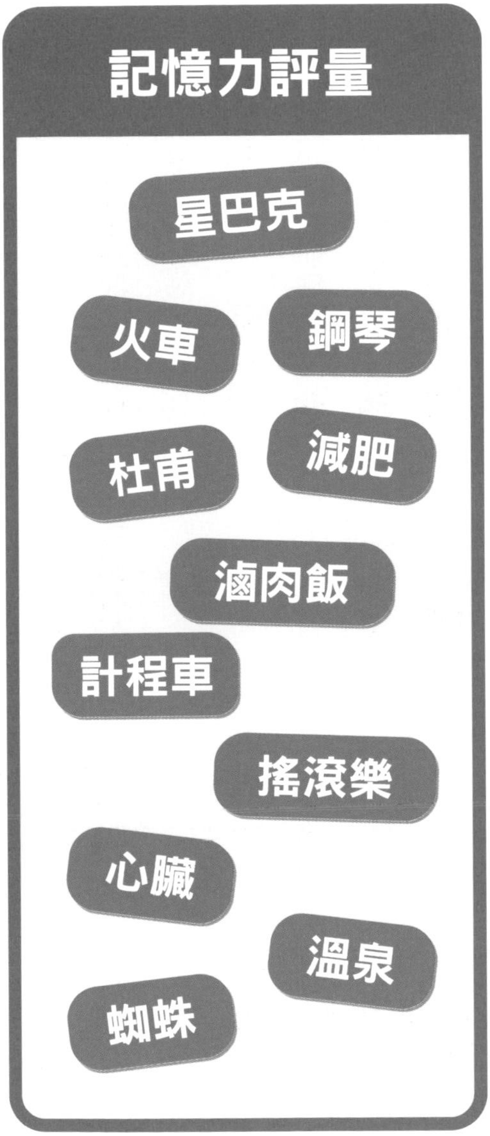
記憶力評量
星巴克
火車
鋼琴
杜甫
減肥
滷肉飯
計程車
搖滾樂
心臟
溫泉
蜘蛛

當然，前面的單字評量如果記得七零八落，也不用太緊張，或擔心自己是否出現失智徵兆。劉建良醫師特別強調，記憶力本來就會隨年齡逐年減退，特別是健忘並沒有一個標準化測驗，太在意結果反而會造成恐慌。

至於自己到底有沒有失智症狀呢？許多大型醫院，以及台灣失智症協會等單位，都採用「AD-8極早期失智症篩檢量表」作為前期篩檢的工具。這份自填的量表共有8題，其中只要有2題是肯定的，並且讓生活產生劇烈變化，就被認定為失智陽性反應。通常失智症狀並非忽然發生，而是從生活中一點一滴慢慢出現，透過在家自行測量，可以讓家人或自己及早發現，並及早就醫獲得治療與幫助。

極早期失智症篩檢量表 (AD-8)

項目	選項	項目說明
1. 判斷力上的困難：例如落入圈套或騙局、財務上不好的決定、買了對受禮者不合宜的禮物。	☐ 是 ☐ 不是 ☐ 不知道	和先前比有〝判斷力〞的變差，例如：容易被詐騙、明顯錯誤的投資、或過生日卻送『鐘』給對方，對方是男孩卻送裙子，不熟的朋友卻送昂貴禮物等。
2. 對活動和嗜好的興趣降低。	☐ 是 ☐ 不是 ☐ 不知道	變得不愛出門、對之前從事的活動顯著的興趣缺缺，但需排除因環境變異因素引起或因行動能力所影響。例如：之前常前往活動中心唱卡拉 OK，現在卻不願意去，而並非因為卡拉 OK 設備不佳所影響。
3. 重複相同問題、故事和陳述。	☐ 是 ☐ 不是 ☐ 不知道	重複問同樣的問題，或重複述說過去的事件等。
4. 在學習如何使用工具、設備和小器具上有困難。例如：電視、音響、冷氣機、洗衣機、熱水爐（器）、微波爐、遙控器。	☐ 是 ☐ 不是 ☐ 不知道	對於小型器具的使用能力降低，例如：時常打錯電話或電話撥不出去，不會使用遙控器開電視。 ※ 使用器具能力的變化，需過去患者會使用，但現在卻不會，且有『改變』的情形發生。
5. 忘記正確的月份和年份。	☐ 是 ☐ 不是 ☐ 不知道	記憶力減退，忘記正確的年月、或說錯自己的年齡
6. 處理複雜的財務上有困難。例如：個人或家庭的收支平衡、所得稅、繳費單。	☐ 是 ☐ 不是 ☐ 不知道	較複雜的財務處理的活動，例如：過去皆負責所得稅的申報、水電費的繳款、信用卡帳單繳費等，現在卻常發生沒繳費、或多繳或少繳錢的情形，與過去相比有改變。
7. 記住約會的時間有困難。	☐ 是 ☐ 不是 ☐ 不知道	與他人有約卻記不住時間日期，經提醒也想不起來，常常忘記約會等。
8. 有持續的思考和記憶方面的問題。	☐ 是 ☐ 不是 ☐ 不知道	綜合衡論而言，在過去的半年或一年來是否有持續性的思考力或記憶力的障礙，例如：每天大多或多或少有思考和記憶力的問題

（資料提供：台灣失智症協會）

解碼記憶的秘密，大腦精密的運作方式

大腦是非常複雜的器官，就像人體總司令，操控所有生理活動，而海馬迴則在記憶成形中，扮演舉足輕重的角色。

H.M. 的大腦，揭開海馬迴神秘面紗

大腦中有一個奇妙的部位，名字也非常特別，叫做「海馬迴（Hippocampus）」。海馬迴位於大腦的內側顳葉，顧名思義，長得跟海洋生物中的海馬有些神似。

人類會知曉海馬迴的作用，則是因為一位被稱為 H.M. 的病人，以及他的大腦。

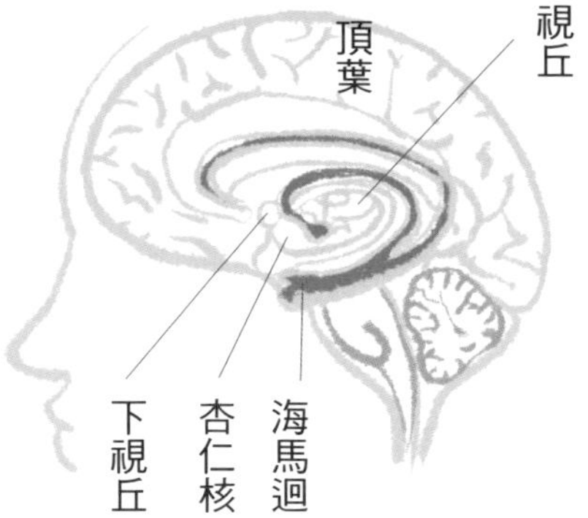

▲ 大腦結構圖

對神經科學史稍有研究的人，一定都聽過 H.M. 的故事。1926 年出生於美國康乃狄克州的 H.M.，本名是亨利莫雷森 (Henry Molaison)，不過為了保護他的身份及隱私，在他過世之前，科學家們都用 H.M. 來稱呼他。

差不多十歲時，H.M. 第一次癲癇發作，對他的學習及交友都造成影響。隨著年齡增長，他的病情也越來越嚴重，發病的情況一次比一次糟糕。H.M. 的父母帶著他四處求醫，但都沒有太大的效果。當 H.M. 在十七歲那年遇到了史科威爾醫師（William Scoville），治療才開始出現轉機。

史科威爾醫師研究 H.M. 的病情將近十年，並且經常查閱醫學文獻，最後他得到了一個重要結論：「海馬迴異常放電，正是造成 H.M. 癲癇發作的原因」。由於藥物對 H.M. 的癲癇完全無效，於是，史科威爾醫師決定幫他切除大腦中的海馬迴。

手術完成後，H.M. 確實擺脫了癲癇所帶來的困擾，但沒想到記憶能力卻因此出現了問題。切除海馬迴之後的 H.M.，仍保有手術前大部分的記憶，卻無法建立「新的」長期記憶。例如，他還是可以和別人正常交談，可以短暫的記住談話內容，但這些記憶卻無法被儲存下來，沒多久他就忘得一乾二淨！也就是說，H.M. 處理長期記憶的能力，隨著海馬迴被切除而喪失了。

H.M. 手術的結果，發啟了大腦科學的新紀元，科學家們從此了解海馬迴對人類記憶的實際作用。

記憶如何形成，解剖大腦的秘密

人類的記憶是如何成形，又是如何消退？大腦的哪些區域參與記憶的儲存？至今仍眾說紛紜。不過，可以確定的是海馬迴在記憶成形的過程中，負責執行重要的任務。

我們的感官隨時隨地都在接收各種訊息，像是眼睛看、鼻子聞及耳朵聽等，有些訊息只短暫停留在腦海中，有些卻可以被長時間牢牢記住。大腦要將訊息轉換成記憶，必須經由「編碼」、「儲存」及「提取」三個步驟。

步驟1：編碼

感官受到外界刺激之後，必須將資訊重新編碼，才能轉換成大腦可以儲存的訊號。

步驟2：儲存

編碼過的資訊，會被送往大腦皮質各區進行處理，例如，來自視覺的刺激，像是顏色、光線、文字等資訊，會被送至枕葉；和聽覺相關的訊息，例如音樂、聲音等，會被送至顳葉；空間資訊的處理則是在頂葉，而額葉則負責處理和高級認知功能相關的訊息，例如決策、情緒及抽象思維等。

大腦皮質各區初步處理完訊息後，會集中送至海馬迴，變成短期記憶，經過取捨後再送回大腦皮質，進而形成長期記憶。因此，我們可以將大腦皮質視為保存記憶的硬碟，而海馬迴就如同協助記憶儲存的晶片一樣。

海馬迴有短期記憶的功能，如果出現問題，就會忘記剛剛所做過的事，就如同我們前面所提到的被切除海馬迴的病患H.M.一樣。此外，阿茲海默症患者大腦最先退化的區域，就是海馬迴，因此他們會一直忘記剛剛所發生的事。

步驟3：提取

利用檢索的方式，在儲存

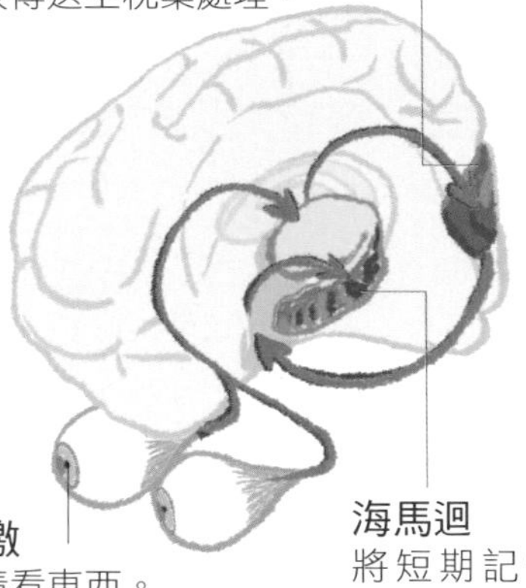
枕葉
視覺接收到的訊號重新編碼後，被傳送至枕葉處理。
感官刺激
例如眼睛看東西。
將短期記憶轉化成長期記憶儲存

▲產生記憶圖

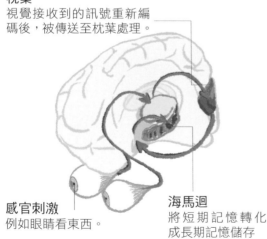

記憶的倉庫裡，將需要的特定訊息提取出來。

海馬迴是記憶的重要樞紐

我們所接受到的訊息，經過初步處理後都會被送至海馬迴，科學家們發現，海馬迴會自行篩選哪些內容比較重要，具有記憶價值的，才會被儲存下來。

如果從被保存時間長短來區分，記憶又可分為「感官記憶」、「短期記憶」及「長期記憶」三種。

感官記憶：指人體各種感覺器官接受訊息後，將它們非常短暫的儲存下來，也很容易瞬間就忘記。感官記憶保存的時間只有幾秒鐘，例如搭乘火車時看見外面一閃而過的風景，幾秒後就遺忘了。感官記憶如果受到「注意」，就會成為短期記憶，如果沒有受到注意，很快就會消失。

短期記憶：指感官接受外界刺激後，將訊息暫存於大腦中的海馬迴，不過這種記憶大約也只能維持數秒至一分鐘左右。例如，借用別人的電腦時需要密碼，此時我們會將整串的英文或數字牢牢記在腦中，等到電腦登錄成功後，可能很快就將其忘得一乾二淨。短期記憶如果經過複述、重複背誦等過程，就會成為長期記憶。前面我們所提到的 H.M.，因為無法形成長期記憶，因此終生僅有一分鐘以內的短期記憶。

長期記憶：短期記憶經過不斷的複誦，可以被轉換為長期記憶，儲存在大腦的時間可長達數月、數年，甚至是終其一生都不會忘記。長期記憶又可分為內隱記憶（又稱非陳述性記憶）與外顯記憶（又稱陳述性記憶），前者通常和技術有關，並且無法用言語說明，例如開車、游泳等；後者則可以用語言來說明、陳述，像是個人的經驗或心得分享。除了儲存時間長短之外，長期記憶的容量也比短期記憶大，甚至可說是無限制的。

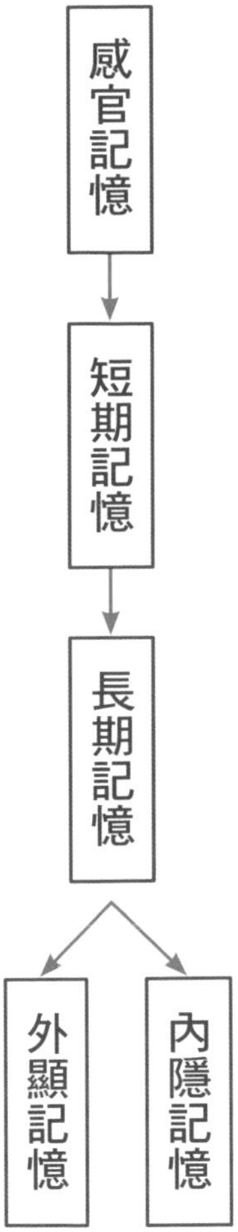

過去科學家普遍認為當短期記憶登錄到海馬迴之後，有用、有價值的資訊，才會經由轉存，進而送至大腦皮質成為長期記憶。不過，近年來有些科學家們認為，海馬迴的短期記憶與大腦皮質的長期記憶是同時產生的，也就是說記憶並不需要透過海馬迴轉存，就可以成為長期記憶。

老是忘東忘西，延緩記憶衰退的方法

隨著年紀漸增，記憶力和反應都變得越來越差，這是正常老化現象嗎？有沒有什麼方法能避免呢？

大腦未老先衰，記憶力開始變差

你是不是曾遇過這樣的狀況，在路上遇見一個久未謀面的朋友，明明好像知道是誰，卻又記不起他的名字？或者和朋友聊天時，一句話已經到了嘴邊，卻突然忘了要說什麼？這些情況在年輕時很少出現，但隨著年紀越來越大，發生的機率就越頻繁。

人類大腦的重量約一公斤多，卻擁有一千億個神經元（神經細胞），神經元跟神經元之間又有一百萬億個突觸，並且形成一個複雜的網路系統。當腦內的神經元想要傳遞訊息時，就必須透過突觸分泌神經傳導物質（神經傳遞物），才能將指令傳送給其它神經元。

神經傳導物質的種類很多，而且具有不同的功能，例如血清素跟記憶、學習、食慾及調節情緒有關；多巴胺則和運動行為、記憶力、專注力都有所關聯；乙醯膽鹼能喚醒記憶力、維持情緒穩定，許多研究也指出阿茲海默症患者腦內的乙醯膽鹼明顯不足。

大腦裡的神經元就像身體其它細胞一樣，會因為各種原因而逐漸凋零、死亡，例如老化、壓力、憂鬱、焦慮、藥物、酒精、睡眠不足及飲食不正常等。此外，頭部外傷、中風、發炎、腦瘤及大腦血流不足、含氧量不夠等，也會造成腦力減退。這些不健康的因素，也可能導致突觸密度降低，以及神經傳導物質分泌不足等問題。

腦部神經網路運作效率變差，就好像電腦網路被降速一樣，老是覺得腦袋卡卡、不太靈光，可能就是記憶及思考能力衰退的現象。

大腦逐年萎縮，提升失智症風險

大腦會隨著年紀而逐漸萎縮，五十歲之後，大約每年萎縮百分之零點二到零點三，而六十歲以後速度則加快至百分之零點五左右。若腦部持續萎縮，不但會增加罹患認知功能障礙及憂鬱症的風險，將來惡化成失智的可能性也會比較高。

台北市立聯合醫院失智中心主任劉建良表示，為了避免大腦提早老化，應控制好高血壓、糖尿病及心血管疾病等慢性病，因為這些疾病也可能影響血管性的腦萎縮及大腦神經疾病，進而損害腦部健康及認知功能。

健康的行為就像幫大腦買保險一樣，健康的生活才能降低失智的風險。因此，劉建良提醒四十歲之後應定期進行健康檢查、每週至少從事一百五十分鐘的有氧運動，以及多補充維生素E及DHA等相關營養素。此外，精緻糖類不但熱量高，也易導致糖尿病及血管發炎等問題，建議每餐澱粉類食物的比例最好降至四分之一以下，從飲食控制著手，也是預防腦力退化的好方法。

活化海馬迴，搶救記憶力

前面我們曾提到海馬迴是大腦的記憶中心，老化確實會造成海馬迴萎縮，而這也是讓記憶變糟的主因之一。

以往科學家們認為只要成年之後，大腦裡的神經元是無法再生的，神經細胞數量減少了，就再也救不回來。不過，也有另一派科學家持相反的意見，他們認為海馬迴裡的神經元是可以再生的，即使進入晚年也一樣。

海馬迴裡的神經細胞是否健康，和記憶力好壞息息相關。那麼，如何才能保持馬海迴的健康與活力呢？研究證實，多接觸不同的人事物，多學習新的技能，都能刺激海馬迴的神經細胞再生。

BDNF，大腦回春的秘密

大腦神經元的數量、突觸的可塑性，以及神經傳導物質濃度，都是決定記憶力好壞的關鍵。二十世紀末，科學家們已經發現海馬迴的神經元具有再生的能力，也就是說大腦是可以回春的。

大腦神經系統中，有一種蛋白質可以幫助神經元增生、促進突觸生長、調節神經傳導物質濃度，以及避免氧化發炎因子對大腦造成傷害，那就是「腦源性神經滋養因子 (brain-derived neurotrophic factor, BDNF)」。

BDNF 的功用非常多元，可說是大腦中最重要的營養素，同時科學家們也發現，大腦皮質及海馬迴中，含有特別豐富的 BDNF，在記憶形成過程中，BDNF 也發揮非常重要的功用。由此可知，若大腦中的 BDNF 濃度過低，不但會影響記憶的形成，也可能造成健忘、學習能力下降，以及認知功能變差等問題。BDNF 是具有活性的蛋白質，不少國際研究也指出，阿茲海默症患者大腦裡的 BDNF 普遍過低。BDNF 不只影響長者大腦健康，研究也發現 BDNF 濃度較低、發炎指數較高的小朋友或青少年，也容易有注意力不集中、專注力不足等問題。

BDNF 能滋養神經細胞，減緩認知功能下降的速度，許多研究也證實，大腦 BDNF 濃度較高者，認知功能可維持較長時間不減退。研究發現，多攝取維生素 E、類胡蘿蔔素及多酚等營養成分，有助於增加 BDNF 濃度，能維護大腦神經元的健康。此外，多健身、多從事有氧運動，也有助於 BDNF 的釋放。

增加大腦活力，預防失智找上門

根據國際失智症協會統計，每三秒就有一人罹患失智，十年內患者人數將大增百分之四十，失智症已成為全球公衛的隱憂。

失智症奪走的，不只是記憶

再過三年，台灣即將正式邁入超高齡化社會，也就是說每五位國人之中，就有一位是六十五歲以上老人。台北市立聯合醫院失智中心主任劉建良指出，百分之九十五以上的失智症，發生於六十五歲以上的長者，而每增加五歲，失智症發生率又多一倍。隨著人口結構老化，如何緩解失智症所帶來的社會衝擊，已成為當務之急。

造成失智症原因很多，最常見的是阿茲海默症，而患者的腦部可以觀察到大量的類澱粉蛋白斑塊堆積。一般而言，大腦的網路系統應該是暢行無阻的，而類澱粉蛋白斑塊就如同交通的阻礙者一樣，會破壞大腦組織的正常功能，進而導致腦部退化。密密麻麻的腦血管，主要功能是供應大腦氧氣與養分，一旦遇到類澱粉蛋白堆積時，血管為了繞過障礙物就會扭曲、轉向。當大腦中的氧氣及養分無法正常供應時，就容易引發病變。此外，類澱粉蛋白不斷在腦中累積，也會破壞神經元的健康，影響正常的訊息傳導功能。

失智症十大警訊

- ☐ 瓦斯爐總是忘記關
- ☐ 重複買相同的東西
- ☐ 常在路上遊蕩、經常迷路
- ☐ 經常說人家偷東西
- ☐ 一天到晚跟鄰居吵架
- ☐ 參加社交活動的機率明顯變少
- ☐ 總是在找東西或忘記已經答應別人的事
- ☐ 自理能力變差
- ☐ 剛發生的事記不住，以前的記憶忘不了
- ☐ 家裡堆滿沒用的雜物

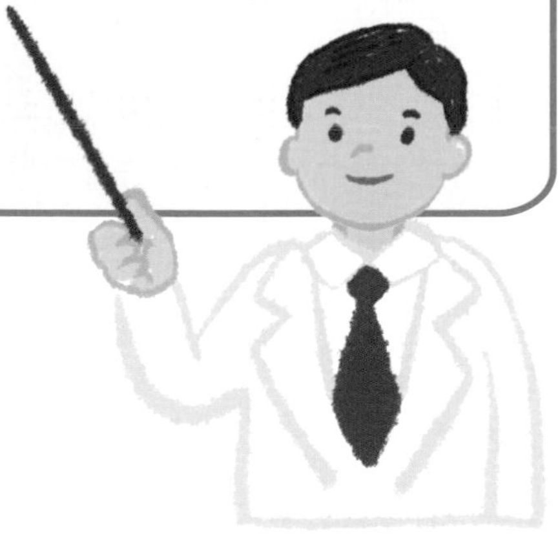

目前不少醫療機構皆推行類澱粉蛋白斑塊檢測，例如利用正子造影來揪出腦部的病灶。劉建良認為，許多人害怕自己罹患失智症，所以會花大錢去檢測類澱粉蛋白斑塊堆積的程度，但是其實早在阿茲海默症發病的二、三十年前，類澱粉蛋白就已經開始堆積了，等到失智徵兆出現時，可能已經累積到達頂點。況且，造成阿茲海默症的原因，並非只有澱粉蛋白斑塊堆積，像是血管性失智，這類檢測就未必能夠發揮作用。想要避免失智症找上門，除了建立正確的認知之外，最重要的是，當家人出現異常症狀時，應協助及早就醫。

失智或正常老化，傻傻分不清楚

失智症初期症狀因人而異，不過，由於患者腦部最早退化的部位是海馬迴，因此會從短期記憶開始減退，情緒及個性也會跟著改變。當身邊的人開始出現以下警訊時，就該提高警覺。

每個人的大腦都會隨著年紀而自然老化，記憶力多少也會受到影響，健忘和失智都會忘東忘西，有時實在很難分辨清楚。此外，由於失智症初期症狀不明顯，若沒有特別留意，很可能誤認為正常老化而延誤就醫。

正常老化

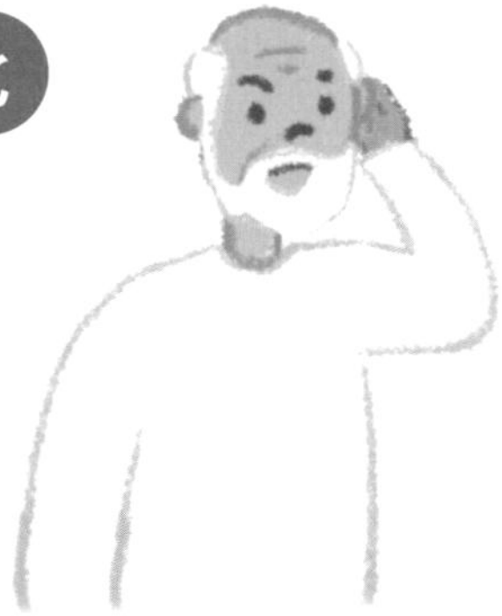

＊ 可能忘記某件事，但事後會回想起來。

＊ 進行記憶測試，可能無法完全記住測試中的物品。

失智

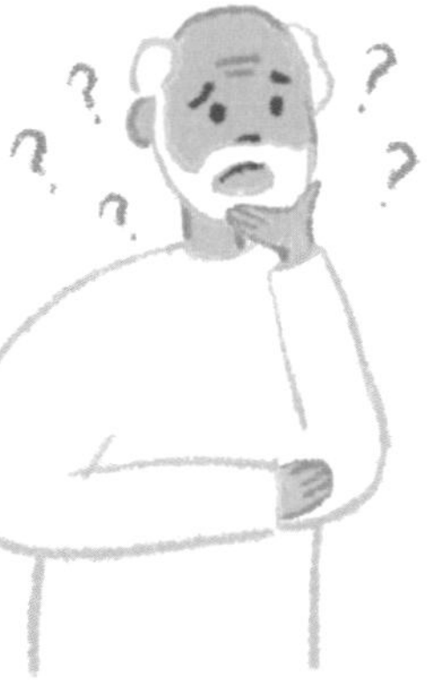

＊對於自己曾發生的事，例如說過的話、做過的事，完全忘得一乾二淨。

＊無法記住測試的物品，甚至忘記自己做過測試這件事。

▲ 正常老化與失智的差別

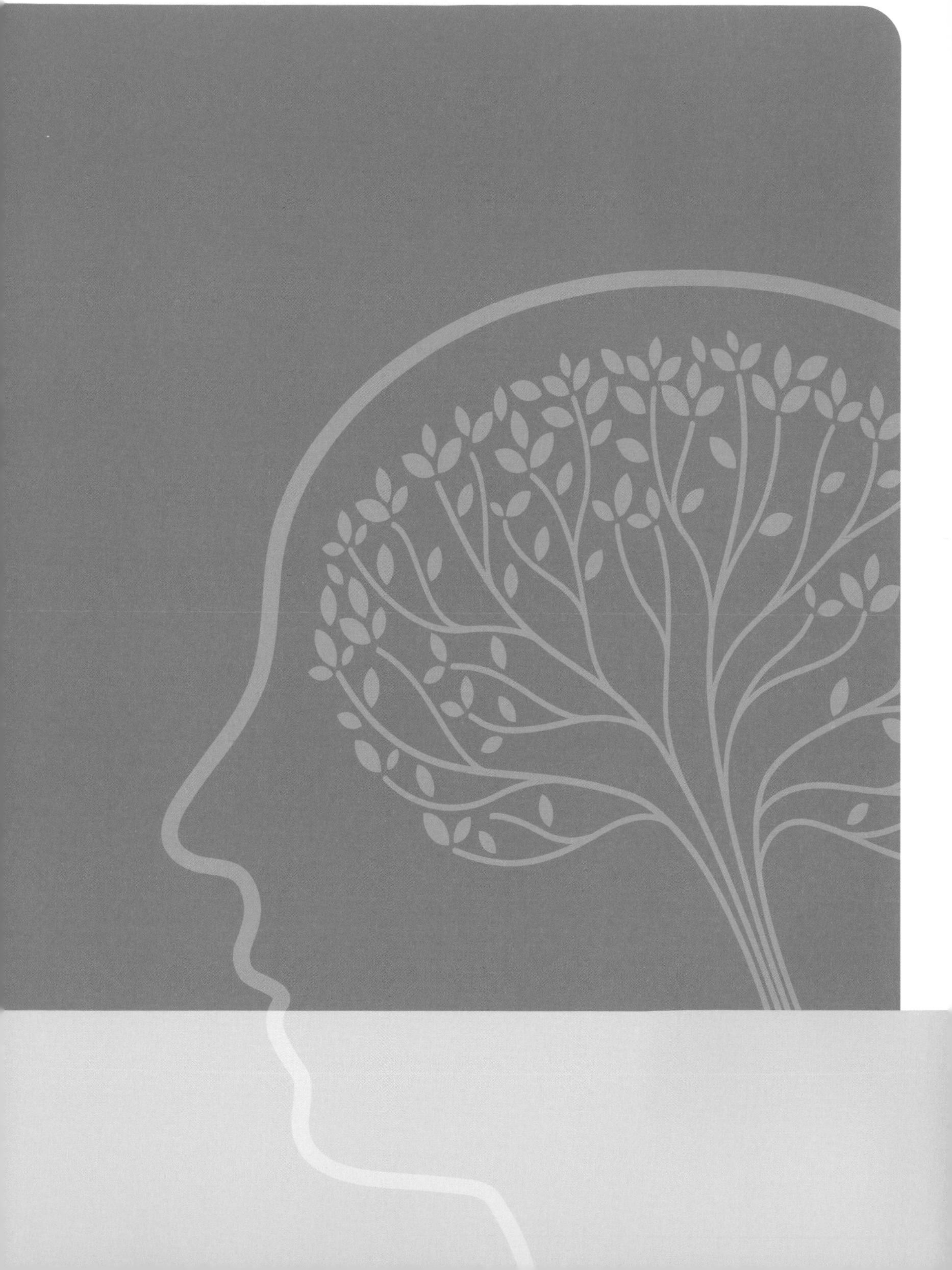

PART 2

腦部養護「顧」根本

活化記憶力，來做腦部健康操

身體要做運動保持健康機能，大腦也不例外，透過腦部訓練活化全區腦細胞，增強記憶力延緩衰退。

觀察力測驗

在3分鐘之內找找看，裡面有哪一組字母是相同的？總共4個問題中，如果能在時間內找出3個，代表你的大腦還很年輕有活力喔。

透過找出相同文字，可以訓練腦的集中力和專注力，有助於活化右腦神經細胞，讓記憶力提升。如果一開始無法在時間內完成也不需灰心，只要多多鍛鍊，速度自然會變快。（答案請見P45）

(A)

ce	ou	eo	ea
en	co	un	ue
oa	cu	eu	ec
cn	no	ou	ao

(B)

dh	bf	dp	pq
qd	qp	kp	do
pq	bd	hd	kb
pb	pd	ho	db

(C)

pb	fb	hk	bl
dg	jd	gd	fp
kb	jp	bd	kj
dh	fk	pb	lp

(D)

coc	coe	ece	eoo
eec	eon	oen	oce
onc	cne	ece	ecc
ooc	owo	ncc	enc

唸出圖片的顏色

大聲唸出圖片所顯示的顏色，首先從暖身做起。

(A)

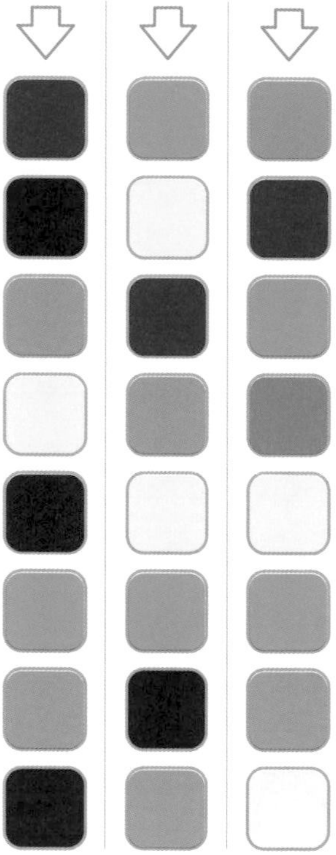

接下是進階版挑戰，看看這次有沒有唸出正確的顏色呢？

(B)

藍黃橙紅綠藍橙黑

橙綠紅藍紅橙藍黑

黃黃紅藍橙黑藍綠

文字拆解組合

把兩個字組合成一個字，藉此刺激腦部連想，可以鍛鍊記憶力和理解能力。

(A) 言 + 山 = ?

(B) 山 + 豆 = ?

(C) 口 + 耳 + 王 = ?

(D) 月 + 雨 + 革 = ?

動動手指訓練腦活力

大腦分左右，同時左右手也是，會分別發揮不同的功能。透過簡單的手指運動，可以適當刺激腦部反應，讓左右腦能夠均衡鍛鍊。

A.暖身運動：碰手指

藉由指尖相碰和不同的手指變化組合，輕鬆讓腦部動起來，左右手一起來可以同時鍛鍊左腦和右腦！另外也可以挑戰升級版，改變觸碰的順序和次數。

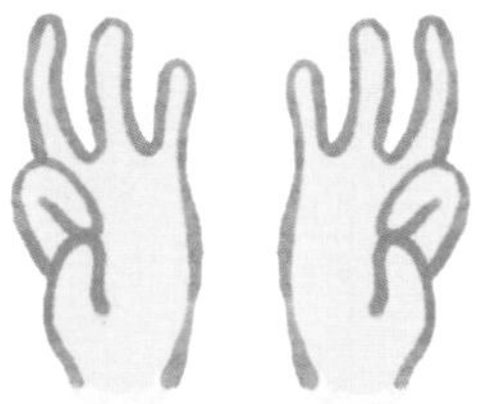

❶ 拇指和食指相碰。

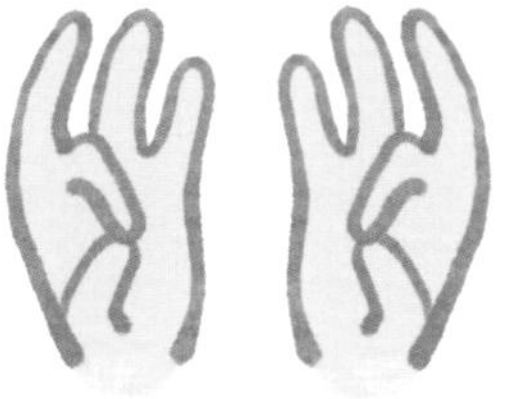

❷ 拇指和中指相碰。

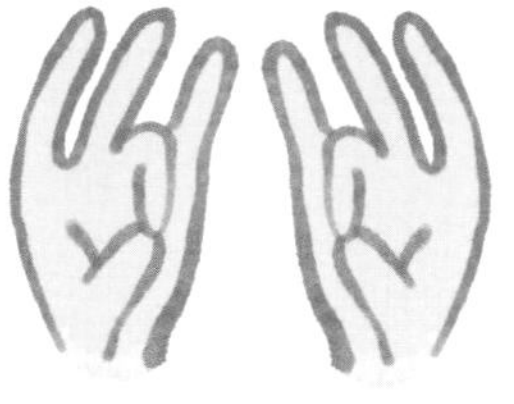

❸ 拇指和無名指相碰，接著持續到小指，反覆進行這一套動作數次。

B. 進階運動：雙手屈指算數

挑戰平常不會動到的手勢，刺激左右腦的反應和集中力，可同時鍛鍊大腦的運動、記憶和思考部位。

❶ 雙手握拳，伸出右拇指。
❷ 右手再伸出食指，同時伸左手拇指。
❸ 右手再伸出中指，同時左手再伸出食指。
❹ 左右手依照這個順序運動到小指，再反過來折回，如此重複數次。

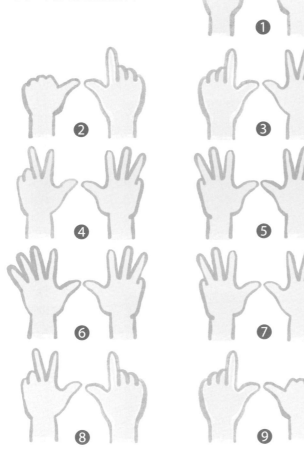

想一想，他們叫什麼名字？

看圖認歷史人物，這些中外名人的名字是什麼呢？

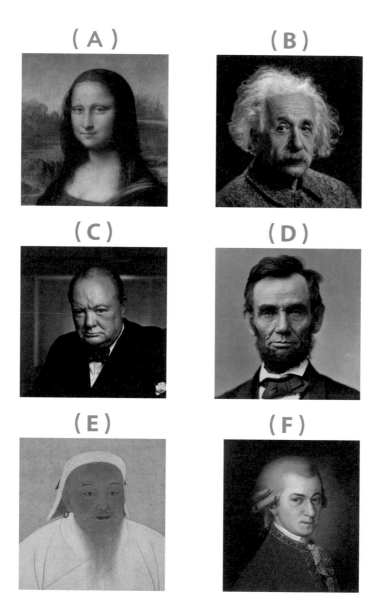

(A)

(B)

(C)

(D)

(E)

(F)

答案揭曉

觀察力測驗 A ou B pq C pb D ece

唸出圖片的顏色

A 藍紅綠橙黃綠藍黃
綠黃紅藍黃綠黑藍
紅黑藍黃紫綠藍黑

B 藍紅綠橙黃綠藍黃
黑紅黃綠藍黃黑藍
藍紅綠紫黑黃黑紅

文字拆解組合 A 訕 B 豈 C 聖 D 霸

想一想，他們叫什麼名字？

A 蒙娜麗莎 B 愛因斯坦
C 邱吉爾 D 林肯
E 成吉思汗 F 莫札特

對抗大腦老化，腦的生活保健

想要維持良好記憶力和腦活力，就從優化生活習慣和飲食做起，及早「顧根本」，就是迎接健康快樂高齡生活的關鍵。

維持大腦健康，需要「減法」式改善壞習慣

記憶力衰退，精神無法集中等種種現象，都是大腦老花的徵兆，在巨大工作、課業壓力下，每天經常老是暈頭轉向，只希望如果能有「聰明丸」，或是「記憶饅頭」幫忙迅速處理大小事該有多好，然而專業醫師表示，真正的聰明配方，其實藏在生活的種種細節裡。

台北市立聯合醫院失智中心劉建良主任表示，根據研究，大腦病變在發病之前，其實已經累積了將近20年，尤其非遺傳性因素如心血管疾病，多是由中年時累積的慢性健康問題所造成。青壯年

時因生活累積的種種不健康因子，成為將來中老年失智的不定時炸彈。

大腦老化和失智是無法逆轉的，唯一能做的事情只能夠及早做好預防工作，從日常生活中的一些簡單細節做起，讓頭腦保健融入生活作息中。要在壓力繁重的中年時期戒斷各種不健康的習慣並不容易，為此劉建良主任也表示，比起完全改變行為模式，不如採用減法的方式，比如說每天喝一杯珍珠奶茶的人，約束自己一週少喝兩天，工作繁忙總是吃外食和便當，至少每週有一天吃新鮮有機的蔬果，減少醣類的攝取。雖然改善生活並非避免失智的保證書，但至少能夠促進身體健康和新陳代謝，甚至讓大腦退化不會那麼快找上門。

顧好腦袋，你需要做這五件事

1、今天開始改善飲食習慣

有越來越多的醫學證據顯示，飲食和腦部產生病變有著千絲萬縷的關係。其中阿茲海默症更被稱為是「大腦的糖尿病」，衛福部指出，糖尿病病人的失智風險比一般人高1.5至2.5倍，這是因為胰島素阻抗會降低大腦血糖代謝，導致異常的蛋白和類澱粉沉積，引起神經組織發炎，大幅提高失智症的風險。

避免胰島素分泌失調，首先三餐照時吃是最根本之道，現代人晚餐經常進食過晚影響身體代謝，而每天攝取的熱量若集中在晚餐，也會加重胰島素的負擔。飲食比例建議採富含蔬果和新鮮原食的「地中海飲食」，同時減少澱粉類以及精緻糖類的攝取，可調解血糖並減少身體的發炎反應。幾乎每一位失智專家都會建議，改變飲食習慣才是預防失智的最根本之道。

2、大腦回春從「心」做起

從個人經驗中可以切確感受到，情緒對於記憶力有直接影響，當我們生氣、沮喪、心神不寧的時候，是無法坐在書桌前好好學習的。而現代人容易罹患的憂鬱症，症狀之一就是記憶力衰退或喪失，而嚴重憂鬱症更會造成大腦功能的全面退化，甚至腦部某些區域的萎縮。

情緒的釋放和控制，就像是維持心靈健康的有氧運動，尤其憤怒和憂傷管理有其必要性。尋找可以傾訴的對象，學習向他人分享內心感受，避免負面情緒像壓力鍋一樣不斷累積，另外學習大笑和培養幽默感也是最容易做到的基本功。而當自己發現負面情緒「走不出去」時，就是尋求醫師協助的時候了。

3、優質睡眠讓腦細胞充分代謝休息

睡眠不足或憂鬱或心理壓力造成的失眠症，會對心智能力造成損害，同時會影響到失智症的成因：腦部皮脂醇的提高和胰島素阻抗，導致記憶力衰退，異常蛋白累積引發病變。

睡覺比起飲食控制或運動還要容易得多，只要躺在床上8小時補足睡眠，就是對頭腦的最佳保護。不過對於壓力、憂鬱症等因素造成的失眠，還有呼吸中止症等，常造成躺在床上但「有睡卻沒睡飽」，必須透過運動等方式適度放鬆，或是尋求專家協助，達成優質睡眠和睡眠時間同等重要。

4、壓力是需要被管理的

許多人都有這種經驗：為了重大案子忙得不可開交，每天被老闆、客戶盯進度而焦頭爛額，種種壓力壓在肩頭，睡眠品質變差了，消化也變得不良，甚至連重要節日和家庭活動也被忘得一乾二淨。

而根據研究，大腦的記憶晶片「海馬迴」若長期暴露在壓力賀爾蒙下，會產生生萎縮反應，導致記憶力會隨著壓力流失，長久以來就會造成腦部提前老化甚至失智。

適時遠離壓力不僅是給身體心靈放鬆的機會，也是強化海馬迴，提升記憶力和學習力的關鍵。無論是運動、瑜伽、旅行，在百忙之中也要找出自己的舒壓之道，同時減少憤怒與焦慮等負面情緒，從醫學角度看來，心靈與腦部同時都需要喘息。

5、讓腦部常保青春的生活型態

由神經細胞組成的大腦，在阻止衰退之外，還需要不時刺激腦部維持靈活運作，讓腦神經元持續新生，並與其他腦細胞互動連結，才是真正健康的大腦。

工作經常需要綜合運用大腦的人，腦部衰退會比從事固定流程的人來得遲，這是由於大腦不用就會退化的特性，如果只運用大腦某些固定區塊，會荒廢某些地區的能力，直接影響到記憶力和反應力。

重新檢視自己的生活型態，必要時列表檢測在生活中是否能平衡運用大腦，讓腦神經隨時保持活力。像是維持健康的人際關係，擁有親密可交流的對象，不斷學習新事物，尋找讓人興奮期待的嗜好或工作，都是維持腦部青春的關鍵。

大腦缺「養」嗎？讓人腦力全開的營養素

古時候相信吃腦補腦，以形補形的說法，不過今天的醫學讓我們對大腦有更多了解，先知道大腦需要什麼？欠缺哪些營養素，就能夠對準需求正確補充大腦所需養分。

大腦最愛營養素

維生素 B 群 糙米、燕麥 以及豆魚肉蛋類	**維生素 C、E** 奇異果、羽衣甘藍 彩椒等蔬果
Omega-3 脂肪酸 虱目魚、鯖魚、秋刀魚 亞麻仁油、核桃油	**微量營養素** 豆類（鐵） 綠葉蔬菜（鐵、鋅） 奶酪優格（碘） 海產貝類（碘、鋅） 蛋（硒、鋅）
葉酸 核果類、肝臟、深色蔬菜 柑橘類水果	**卵磷脂** 蛋黃、大豆、 大豆製品、 肉類、動物肝臟
***β* 胡蘿蔔素** 南瓜、胡蘿蔔 地瓜、紫甘藍	**富含多酚食物** 藍莓、蔓越莓 黑巧克力 薑黃、葡萄、綠茶

好蛋白質和好脂肪

血管硬化是造成失智的重要因素之一，日常飲食中出現的脂肪和蛋白質，你可以有更好的選擇。根據研究，食用牛、豬等紅肉較多的國家人民，比起食用海鮮等白肉的國家，擁有更高的失智症比率。不飽和脂肪酸會加速血管硬化，還會造成肥胖等問題，減少肉類攝取，並多食用富含Omega-3和Omega-6的「好脂肪」如橄欖油、魚類、堅果等，可降低血脂並排除失智因子。

抗氧化食物對抗腦部衰老

多數蔬菜水果中含有天然的抗氧化劑，可抑制身體的氧化作用，延緩白內障、阿茲海默症等隨老化出現的慢性疾病。根據研究，服用維生素C和E補充錠的人擁有較佳的記憶力，而日常生活中除了攝取營養劑，也可以透過一些超級食物來保護頭腦，像是藍莓、覆盆子、蔓越莓、菠菜、巴西莓等，都擁有很好的抗氧化成分。此外像是富含茄紅素的蕃茄、帶有兒茶素的茶類等，也可以提供良好的抗氧化來源。

不可少的維生素和礦物質

身體需要各種維生素和礦物質來補充所需的能量，除了抗氧化效果的維生素C和E，促進神經傳導物質合成的維生素B群和葉酸，也常被醫師做為失智症患者建議補充的營養素，總之減少肉類攝取，多吃蔬果不僅能夠降低膽固醇與血脂，同時還能夠維持腦部活力，讓記憶衰退晚點來敲門。

漢方食療，補腦益智精力湯

日常頭腦保健從食療做起，專家推薦具有讓頭腦益智清明、安神醒腦等功效的漢方湯品與藥草調飲，從養腦開始「顧根本」、增強記憶力。

認識顧腦漢方藥材

現代人用腦過多，從學生準備讀書考試，上班族處理繁忙公務，都需要保持頭腦清明，才能維持生活和工作的效率，尤其是隨著年齡增長，更需要促進大腦活力延緩老化，利用老祖宗傳承的中醫藥草配方，讓你在日常生活中輕鬆護腦，喝出聰明腦力。

根據中醫理論，腎藏志，肝主謀慮，也就是說肝與腎的健康會影響到人們的思維與智力，因此想要保健頭腦，首先得增益肝腎開始，益氣養心幫身體先打好根柢，配方中還可以增加具有保健頭腦效果的中藥材，對於集中精神、預防記憶衰退等達到全方位效果。

中藥文物館的館長許開興表示，傳統漢方中有許多用來安神護腦的藥材，以下幾種常見的藥材都算容易取得，味道也比較溫和甘甜，常作為日常食療補腦之用。

藥膳中常見的枸杞，不僅具有明目的功效，根據香港大學研究，枸杞水對腦神經有保護作用，可阻止造成阿茲海默症的β澱粉樣蛋白產生，也就是說常吃枸杞，可保護神經抗氧化，還可能預防阿茲海默症。

市售中藥材中的茯苓、當歸、黃耆、人蔘都具有補氣血之效，可改善懈怠感同時益氣安神、增智醒腦。茯苓利水滲濕、寧神健脾胃，老是忘東忘西或思慮過度的人，可以服用茯苓得到改善。另外人蔘可補脾益肺，生津安神，增進頭腦思考力，而人蔘皂苷是人蔘的主要有效化合物，具有保護腦神經，修補腦細胞的作用。

何首烏在中醫具有養心安神、補肝腎益精血的功效，可用來改善腦力加強記憶力，根據研究，何首烏內含有助腦神經傳達訊息、修復受損細胞膜的卵磷脂，能活化腦部細胞，進而促進大腦靈活提升記憶力。

管花肉蓯蓉在傳統具有補陽益精的效用，近年來因為科學發現其中的管花苯乙醇苷可以促進人體的細胞形成及活化，成為保護頭腦活力、預防記憶力退化的主力保健品。

中醫裡的健腦藥材

中藥材中對頭腦有益的很多，從效果可以分成四大類別。

❶ **活血祛風，增進腦部血液循環：**
川芎、丹蔘、當歸、牛膝、三七…

❷ **安神鎮靜，讓頭腦清明記性佳：**
天麻、浮小麥、酸棗仁、柏子仁、遠志、合歡皮…

❸ **保護頭腦，記憶力上升：**
枸杞、核桃、白果、石菖蒲…

❹ **活化腦細胞，大腦回春不失智：**
管花肉蓯蓉、人蔘…

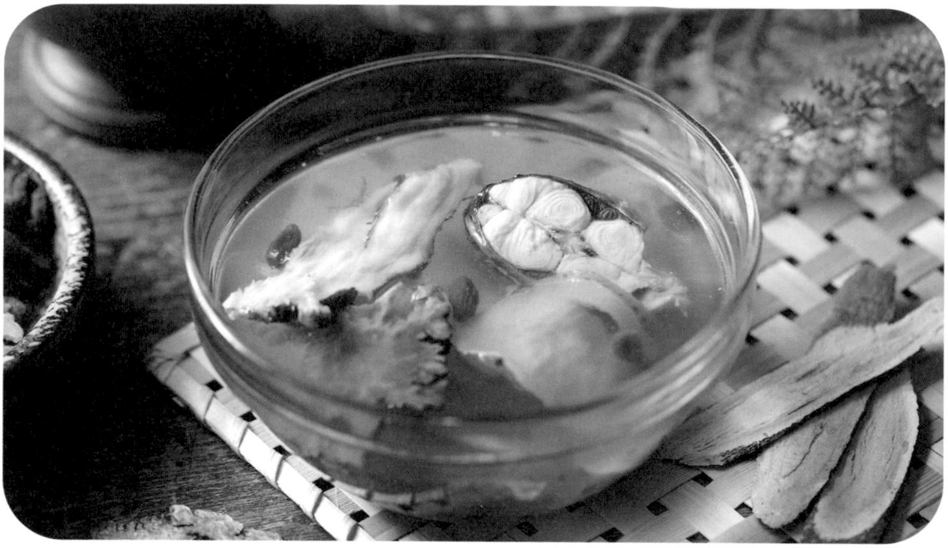

益智鮮魚湯

魚類含有幫助腦部細胞發展的 DHA，天麻可用來護肝安神治頭痛，搭配川芎、枸杞等對腦類有益的藥材，考試前想要增加記憶力，或平時藥膳補腦都很適合。

材料：鮮魚 1尾

中藥材：黃耆、當歸、枸杞、紅棗、川芎、天麻

調味料：鹽少許

作法：

❶ 藥材洗淨，倒入適量米酒或水浸泡半小時。

❷ 加入清水，藥材放入鍋中大火煮滾後轉小火熬製湯底。

❸ 魚肉洗淨切塊，入滾水稍微汆燙後冰鎮，以去腥保鮮味。

❹ 魚肉放入藥材湯底中燉煮至熟，以少許鹽調味後即可食用。

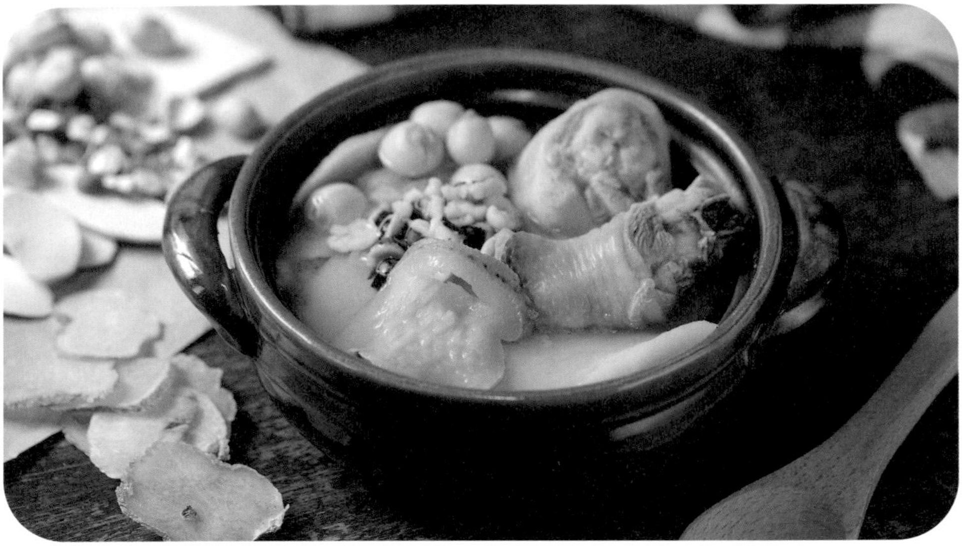

四神聰明雞湯

對脾胃有很好的保健功效，同時能消除疲勞的四神湯，添加讓頭腦清明靈活的天麻，補身顧腦一次到位。搭配雞肉燉煮，湯頭清甜低膽固醇，清爽不膩的滋味讓人一口接一口。

材料： 雞肉或土雞 600 公克

中藥材：
當歸、川芎、蓮子、淮山、欠實、天麻、茯苓

調味料： 鹽少許、米酒 1 杯

作法：

1. 藥材洗淨，倒入適量米酒或水浸泡半小時。
2. 鍋中加入清水，放入藥材，加米酒大火煮滾，轉小火燉煮約半小時。
3. 雞肉洗淨切塊，入滾水稍微汆燙後撈起。
4. 鍋中加入雞肉，和藥材一起燉煮約半小時至入味軟爛。
5. 以少許鹽調味，食用前淋上少許當歸米酒，風味更佳。

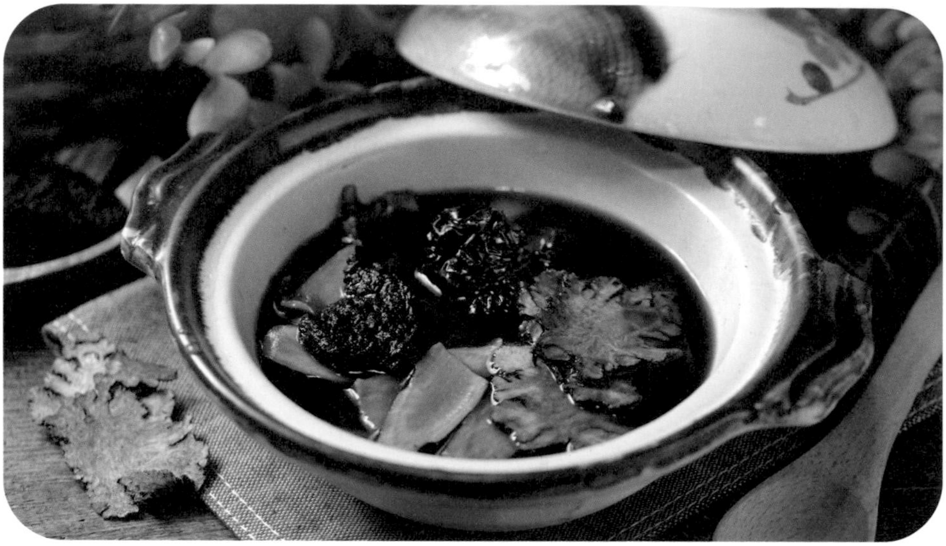

肉蓯蓉四物湯

傳統四物湯加上補腦聖品肉蓯蓉，有助於氣血通通順活絡腦神經，肉蓯蓉有效活化腦細胞，可改善記憶力預防失智。黑棗平衡苦味，讓整體更好入口，也可以加入土雞一起熬煮讓風味更甘甜。

中藥材：
當歸、熟地、川芎、芍藥、何首烏、黑棗、肉蓯蓉

作法：

❶ 藥材洗淨，倒入適量米酒或水浸泡半小時。

❷ 鍋中加入清水，放入藥材加米酒後大火煮滾。

❸ 轉小火繼續熬煮至湯色濃郁燉煮入味為止。

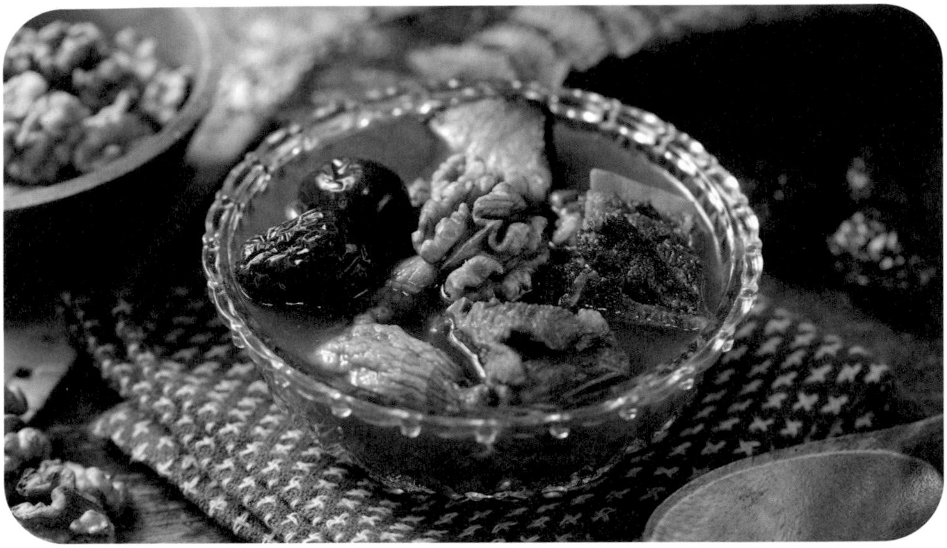

核桃元氣排骨湯

核桃因為外型像腦部，自古以來以形補形常作為補腦之用，其實它含有豐富的 Omega-3 脂肪酸，具有活化腦部細胞防止失智的效果。搭配清補元氣、安定神經的東洋蔘、以及補中益氣的當歸、玉竹等藥材，讓你頭腦靈光元氣滿滿。

材料：排骨 600 公克

中藥材：
東洋蔘、玉竹、川芎、紅棗、茯神、當歸、核桃

調味料：鹽少許

作法：

1. 藥材洗淨，倒入適量米酒或水浸泡半小時。
2. 排骨洗淨，入滾水稍微汆燙後撈起。
3. 鍋中加入清水，放入藥材和排骨，大火煮滾。
4. 轉小火燉煮約 1 小時至入味，以少許鹽調味後即可食用。

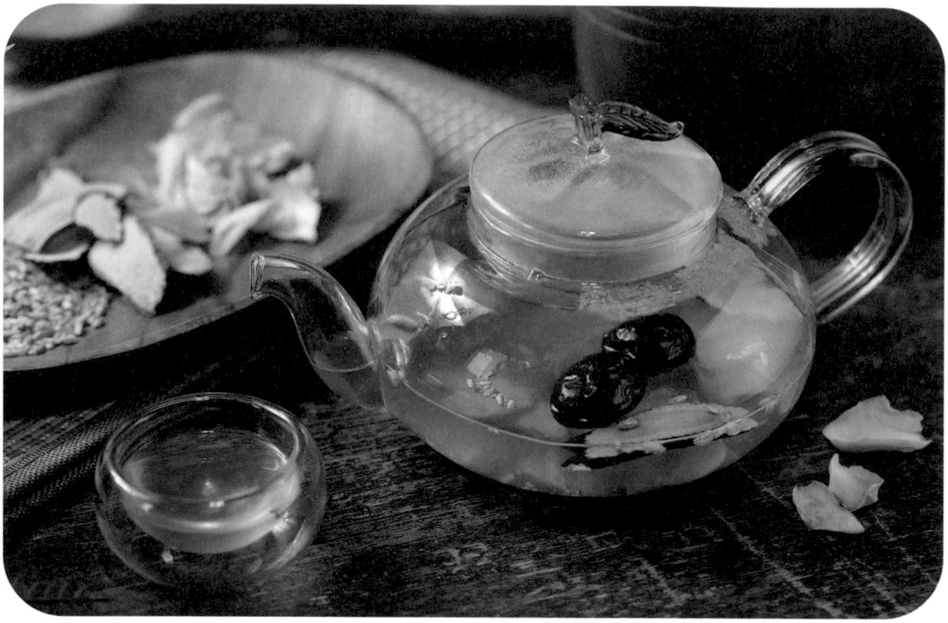

安神養生茶

中醫認為浮小麥具有益氣、改善多夢失眠的效果，而百合性甘微寒，具有養心安神、潤肺止咳的功效，搭配紅棗和甘草，不僅風味香甜口感佳，還能減輕緊繃壓力，讓頭腦安定清明。

中藥材：
浮小麥、百合根、紅棗、甘草

作法：
所有材料放入茶壺中，以熱水沖泡至入味，即可飲用。

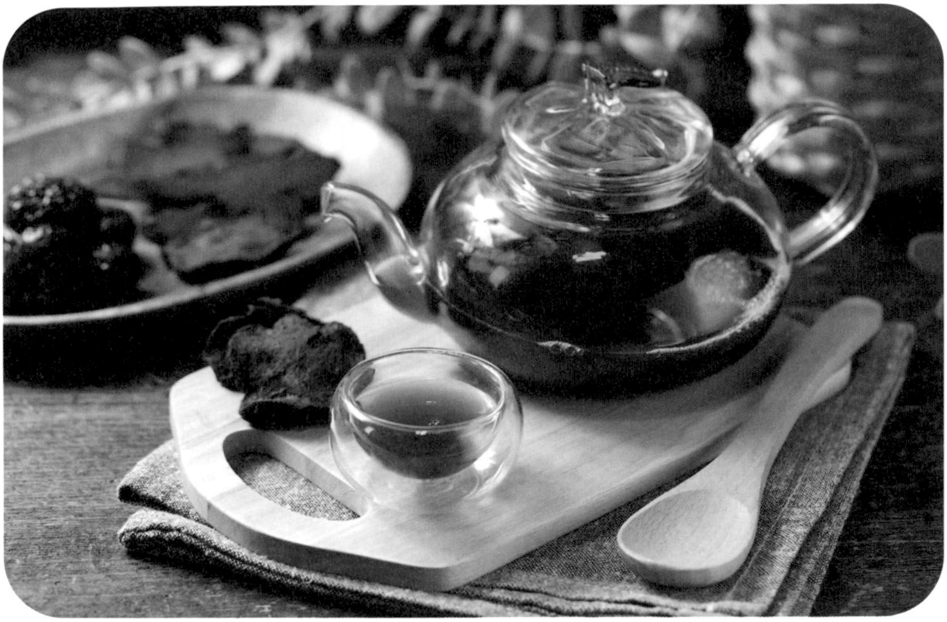

肉蓯蓉健腦茶

何首烏和肉蓯蓉根據科學分析，都是保健頭腦效果極佳的中藥材，以茶飲的方式沖泡使用，在上班或讀書時喝一杯，隨時補充腦活力。

中藥材：

何首烏、紅棗、肉蓯蓉

作法：

所有材料放入茶壺中，以熱水沖泡至入味，即可飲用。

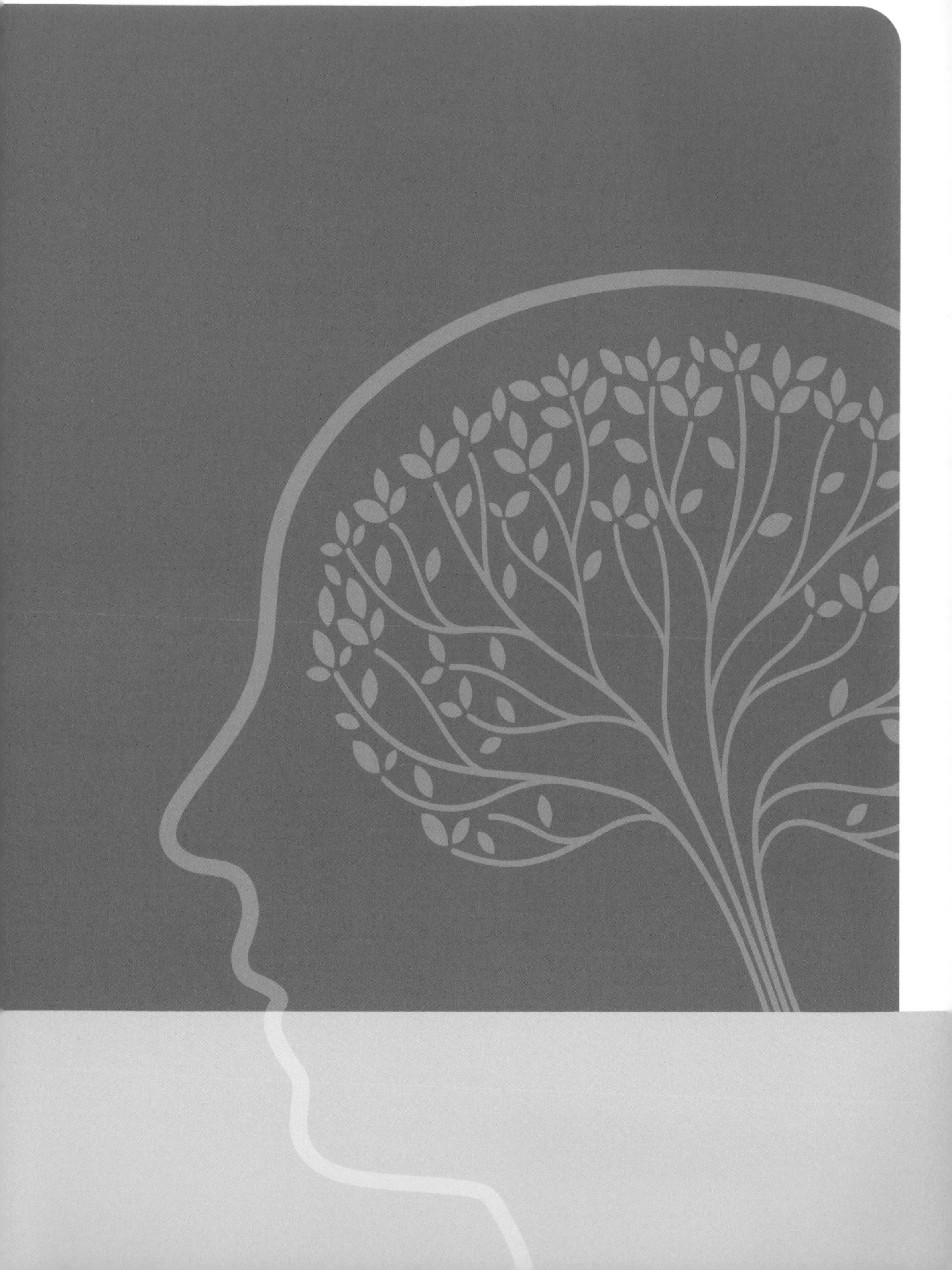

PART 3

中西醫不藏私
中醫理論科學解碼

帝王補腦聖品，延年益壽的珍貴藥材

古代皇帝的養生珍品裡，有一味獨特的中藥材，不但能滋補身體，還能健腦益智，那就是管花肉蓯蓉。

不只補腎壯陽，健腦跟抗衰老也靠它！

大腦退化、記憶力變差等問題，絕非現代人的專利，古人也有同樣的困擾，尤其是對日理萬機的皇帝來說，如何保持清晰的好腦力，更是非常重要的事。古代的皇帝是九五之尊，地位崇高，可想而知皇家的御藥房裡，一定有不少地方進貢的名貴藥材。被譽為「十大名貴中藥草」的管花肉蓯蓉，外表雖然看起來不起眼，卻是各國爭相朝貢給朝廷的珍品。

從中醫的角度而言，管花肉蓯蓉是補氣的上品藥材，具有補腎陽、益精血等功效。中醫的經典《黃帝內經》指出「腎主骨，骨生髓，腦為髓之海」，管花肉蓯蓉能補養腎氣，對於改善腦力，也能發揮絕佳的效用。

「寧要蓯蓉一筐，不要金玉滿床」，管花肉蓯蓉是深受皇帝喜愛的滋補珍品，這項養生秘訣，也逐漸在民間流傳開來。

關於管花肉蓯蓉，其實還有不少有趣的傳說。

肉蓯蓉的故鄉，著名的長壽村

日本是全球平均壽命最長的國家，尤其沖繩地區，更是著名的長壽之鄉。其實，中國大陸也有許多長壽村，例如新疆和田及廣西巴馬等，其中，和田百歲以上的長者人數，不但居全中國之冠，甚至超過了日本沖繩。

影響壽命的因素很多，例如基因、生活環境、飲食等。很多人好奇是什麼原因讓沖繩的居民特別長壽？科學家們深入調查之後，發現除了遺傳基因之外，沖繩人的飲食習慣，例如多吃魚類、紅薯及大量的蔬菜等，都是讓他們衰老速度特別慢的原因。同樣的，和田地區居民們長壽的秘密，也和飲食方式有關。

提起和田，多數人都會聯想到著名的和田白玉，不過美玉並無法讓人變得長壽，當地居民健康又有活力的原因，來自於這味神秘的中藥材～管花肉蓯蓉。和田被譽為管花肉蓯蓉的故鄉，當地的維吾爾族人經常食用管花肉蓯蓉，除了用來泡茶、煮湯、鮮食及涼拌之外，還可以燉肉、泡酒或做成藥膳，充分發揮中藥「藥食同源」的功效。

管花肉蓯蓉究竟有什麼神奇之處，能讓和田當地居民平均壽命高人一等？首先，我們先來了解它們獨特的生長環境吧！

管花肉蓯蓉的產區主要分布於塔克拉瑪干沙漠周圍，沙漠型氣候非常極端，晝夜溫差可達攝氏五十度以上。塔克拉瑪干沙漠被稱為死亡之海，大部分植物在如此惡劣的環境中，都很難生存。不過，沙漠的嚴寒酷暑，加上崑崙山冰川融水的滋養，正是管花肉蓯蓉生長的絕佳條件。

管花肉蓯蓉的生長，還有一位幕後大功臣，那就是和它相生相伴的紅柳。很難想像，在浩瀚的西北荒漠中，竟長著一株株的紅柳，為原本寸草不生的大漠，帶來了無限生機。紅柳樹是新疆地區最常見的植物，除了能防風固沙之外，還有一項鮮為人知的價值。原來，管花肉蓯蓉屬於寄生植物，必須和紅柳相伴才能生長。寄生於紅柳根部的管花肉蓯蓉，也只能依靠紅柳供給水分及養分，因此又稱為紅柳大芸。

和田地區的遊牧民族雖然生活在乾旱、貧瘠的環境中，卻因為喜歡食用紅柳大芸，因此生命力也特別強盛。老一輩和田人說：「大地之上先有蓯蓉，後有沙漠」，因為肉蓯蓉吸收了日月精華及萬物的靈氣，所以才將原本的大地，變成了荒蕪的沙漠。當然，這樣的說法，現今已無法考證其真實性，但我們還是可以從中得知管花肉蓯蓉對當地居民來說，是多麼神奇的存在。

管花肉蓯蓉，又被稱為沙漠人蔘

管花肉蓯蓉是多年寄生的植物，它的種子和紅柳結合後，必須經歷三年左右的生長期，才能孕育成熟。管花肉蓯蓉的長相很奇特，主莖埋藏於沙地之中，肉質肥厚，長度可達五十至九十公分。因為莖部表面布滿麟片，外觀和蘆筍有些相似，只不過直徑更為粗壯些。由於常年在不見天日的沙地下生長，因此無法進行光合作用，但卻能將養分充分蓄積下來，這也是它們具良好補益效用的原因之一。當生長接近完成時，肉蓯蓉的花蕾會破土而出、逐漸露出地面。大約每年五至六月左右，是肉蓯蓉開花的季節，一開始是白色花叢，之後轉變為紫色或粉紅色。可愛的肉蓯蓉花朵，不但為荒漠妝點出繽紛的色彩，氣味也十分芳香。

管花肉蓯蓉的藥用價值非常高，整株皆可食用及入藥，既能補腎陽、益精血，又能潤腸通便，補養效果不輸冬蟲夏草或人蔘，因此又有「沙漠人蔘」的美譽。

天神賜給成吉思汗的神物

管花肉蓯蓉在世人心中，帶有些許神奇的色彩，因此民間也流傳著它和成吉思汗相關的傳說。

大漠英雄成吉思汗，是歷史上的傳奇人物，他的一生戰功無數，敵軍們只要聽到他的名號，都會聞風喪膽。金明昌元年，鐵木真的結拜兄弟札木合，因為嫉妒鐵木真的成就，於是便聯合了泰赤烏等十三部、總共三萬人，一起進攻鐵木真。成吉思汗得報後，便將自己所屬的三萬人分為十三翼，雙方大戰於答闌巴勒主惕。不過，由於成吉思汗麾下各部對其忠誠度不夠牢固，最後竟因此失利，這就是歷史上有名的「十三翼之戰」。

戰敗的鐵木真，暫時退避於一片沙山上，當時軍隊已經筋疲力盡，並且飢渴難耐。沒想到，殘忍的札木合竟將俘虜分七十大鍋煮殺。札木合的行徑激怒了天神，於是便派出神馬來援助鐵木真。相傳，這匹神馬將精血射在植物樹根上，並且用馬蹄變出像神馬生殖器般的根塊。成吉思汗與軍隊弟兄們吃了根塊之後，開始神力湧現，於是衝出沙山，一舉擊敗了札木合部落。讓鐵木真與將士們恢復神力的，正是管花肉蓯蓉！

肉蓯蓉也和蘇東坡軾事有關

北宋的蘇東坡不僅是大文豪，對美食及養生藥材也很有研究，在他被廣為流傳的軼事中，也曾出現過肉蓯蓉。

有一天，北宋著名史學家劉貢父邀請蘇東坡至家中作客、飲酒。沒想到，大家喝得正痛快時，蘇軾的弟子因有事便來請他回家。酒酣耳熱的劉貢父，哪裡肯放人？於是便笑著說：「幸早里，且從容」。大文學家蘇軾當然也不是省油的燈，馬上不假思索的回答：「奈這事，須當歸」。在座賓客聽見他們的對談，無不稱讚兩人才智過人。劉貢父的意思是：「時間還早，不要著急」，六個字的原文中，包含了「杏、棗、李、蓯蓉」等三種水果和一味藥；而蘇東坡的回答則是：「怎奈這事，我必須回去處理」，同樣也提到了「奈（蘋果）、蔗、柿、當歸」等三果一藥。因為兩人的對談絕妙有趣，因此也流傳了下來。

肉蓯蓉中西大解析，中醫的補腎溫陽良方

古代許多藥典都將肉蓯蓉奉為上品中藥，說它能滋腎氣、養命門，連藥聖李時珍都對它推崇備至。

肉蓯蓉是上品中藥，適合長期使用

《本草綱目》是中國第一藥典，李時珍將畢生臨床經驗及對藥物的研究心得全都記載於此。李時珍走遍大江南北、跋山涉水，親自嚐遍百草，才完成了這本巨著。值得一提的是，當李時珍試驗完肉蓯蓉的藥性後，稱讚它：「此物補而不峻，故有從容之號。從容，和緩之貌。」他認為肉蓯蓉具補益效用，但又不峻烈，藥性非常溫和，不會對身體造成傷害。

不只李時珍對肉蓯蓉讚譽有加，古代許多藥典也都有肉蓯蓉相關記載。

歷代醫書中，最早提到肉蓯蓉的是《神農本草經》，並且將其列為上品。《神農本草經》又稱為《本草經》或《本經》，是中醫四大經典之一，對於有心學習中藥的人來說，此書更是必讀的入門書籍。《神農本草經》的作者不詳，不過，後世推測此書並非出於一人之手，而是匯集了多位醫藥學家的心血及智慧，並且代代相傳了下來。

《神農本草經》對後世影響最大的地方，就是將藥物分為上品、中品及下品等三品，上品藥必須具備「養生藥、無毒、久食不傷身」等條件；中品藥為無毒或微毒性，兼具養生及治療功效，而下品藥多有毒性，只能當成輔助藥材來治療疾病。肉蓯蓉和人蔘、黃耆、石斛等藥材，都被《神農本草經》列為上品，而書中對肉蓯蓉的描述：「味甘微溫，主五勞七傷，補中，除莖中寒熱痛，養五臟，強陰，益精氣，多子，婦人癥瘕，久服輕身。」可見，肉蓯蓉能同時滋養心、肝、脾、肺、腎等五臟，補中益氣，避免「積勞成疾」、「七情內傷」

等情況。

肉蓯蓉粥，山中宰相陶弘景的進補佳品

南北朝時期，有一位佛道雙修，並且對於養生有獨門心得的醫藥學家，那就是陶弘景。出生於醫學世家，由於家庭環境的薰陶，加上自己本身聰明好學，陶弘景從小就遍讀醫書。不過，除了醫學之外，他的興趣還非常廣泛，可說是琴、棋、書、畫，樣樣都精通。齊高帝非常看重陶弘景的才華及能力，在位時曾多次招聘他為諸王侍讀。陶弘景為官近二十年之後，便決心歸隱山林，過著閒雲野鶴般的生活。梁武帝即位後，只要遇到大事發生，還是會派人去山中請教陶弘景，而博學多聞的他，也總能想出解決的好方法。因此，當時的人都稱他為「山中宰相」。

陶弘景醉心於養生以及長生不老之術，對於食療也有獨到的見解，而「肉蓯蓉粥」就是出自於他所著的《藥性論》。他在書中提到：

「肉蓯蓉，益髓，悅顏色，延年，治女人血崩，壯陽，日御過倍大補益」、「補精敗、面黑勞傷：蓯蓉四兩（水煮令爛，薄切細研），精羊肉，分為四度，下五味，以米煮粥，空心服之」肉蓯蓉可以藥食兩用，因為溫補，所以不易上火。其實，和田當地居民，也常將羊肉和肉蓯蓉一起熬粥食用，和古代名醫陶弘景的養生方法，可說是不謀而合。

肉蓯蓉不只補腎，還能通便潤腸

肉蓯蓉是溫補的藥材，古代醫家皆認為它具有滋腎氣、補精血等功效，不過，大約到明朝時，肉蓯蓉能潤腸通便的作用，才逐漸被世人所知曉，主因則是和明代名醫繆希雍所留下的故事有關。

繆希雍在十七歲時罹患了瘧疾，因為久治不癒，於是便興起學醫的念頭。因為喜歡遊山玩水、到處結交朋友，和沈晉恆、張遂臣、王文祿等名醫也多有往來，醫術更因此精進了不少。

有一天，一位叫唐震山的老人來給繆希雍治病，他說自己有胸口悶及大便不順暢等問題。繆希雍仔細望、聞、問、切之後，告訴老人：「你因為氣血枯槁，所以才會腸燥、便秘，只要使用肉蓯蓉來治療就可以了」果然，唐震山服用肉蓯蓉後，不但排便變得很順暢，精神也比以前更好，整個人容光煥發了起來！但隔一陣子之後，他的毛病復發，便秘的問題又再度困擾著他。這次老人並沒有請繆希雍為他看病，而是跑去找另一位大夫。對方看過繆希雍開的處方，不以為然的說：「肉蓯蓉是溫補的藥品，容易上火傷陰，怎麼可能可以通便？」於是便開了其它藥方。老人連服了幾天的藥，便秘的症狀不但沒有改善，反而更加嚴重了，於是只好再度請繆希雍開藥，不久後，病就好了。

有人向繆希雍請教箇中原因，他回答：「唐震山因為年老力衰、精血不足導致運化失常，所以才會造成腸燥便秘、胸悶不適等問題，而肉蓯蓉是滋補精血的良藥，能補精填虛、滋液潤燥，自然能治好他的毛病！」

繆希雍使用肉蓯蓉來治療腸燥的方法，被後世許多醫家不斷流傳著，並且一直延用至今。

肉蓯蓉溫和不傷身，歷代醫家都愛用

金元時期是中醫發展最為蓬勃的時代，各門各派皆提出重要理論，可說是百家爭鳴的年代。雖然這個時期著名的醫家很多，但其中最有名氣，並且集各家之大成者，就是滋陰派的創始人朱丹溪。他所倡導的「滋陰降火」學說，即使不熟悉中醫的人，多少也都曾聽說過。朱丹溪是養生的高手，他認為與其生病後才來醫治，倒不如平時就做好保養工作，如此才能真的遠離疾病。

朱丹溪一生留下了許多寶貴的醫學經驗及傳世名方，例如行氣解鬱的「越鞠丸」，以及強筋壯骨的「虎潛丸」，至今仍是現代中醫常用的方劑。針對肉蓯蓉這味獨特的中藥材，《丹溪心法》裡則提到了跟山茱萸、菟絲子、山藥、遠志、杜仲、白茯苓等多味中藥，一起組成「肉蓯蓉丸」，具有「壯元氣、養精神」等效用。

肉蓯蓉丸並非朱丹溪所獨創，北宋的《太平聖惠方》及《聖濟總錄》等醫書，也都收錄於其中，只不過組成的藥材及比例略有不同而已。

宋朝的皇帝都特別崇尚醫學，也常命醫官們修訂藥典。宋太宗趙光義對古代流傳下來的經典藥方特別有興趣，在他即位後，便親自詔令翰林醫官王懷隱等人，收集醫官院及醫官所藏秘方，以及歷代醫書所記載的藥方，歷時十四年才終於編撰成《太平聖惠方》。在這本大型醫方巨著中，也記載了肉蓯蓉丸主治「虛勞羸瘦，陽痿，健忘，腰膝多疼」等問題。

繼宋太宗之後，宋徽宗也命人編纂了大型方書《聖濟總錄》，裡面同樣提到肉蓯蓉丸，而功效則是：「補肝益腎，固澀止遺，治消渴，小便無度。」

從歷代藥典及醫書的內容裡，我們可以發現有「沙漠人蔘」之稱的肉蓯蓉，養生的效用真的非常多元，舉凡補腎、溫陽、延年益壽、補中益氣、滋養五臟、潤腸通便，甚至是壯元氣、養精神、改善健忘等問題，最重要的是它不會傷身，因此可以安心長期食用。

科學解碼管花肉蓯蓉

從管花肉蓯蓉中，所萃取出的AIE2，經過多項動物及人體實驗證實，能有效提升腦神經傳導功能，延緩記憶力衰退。

管花肉蓯蓉的運用

肉蓯蓉又稱為蓯蓉、地精，屬於寄生植物，常被當作中藥來使用，國立臺灣海洋大學食品科學系龔瑞林教授，進行過許多對人體有益成分的萃取、研發，像是鮑魚、海蜇皮、褐藻醣膠等，其中管花肉蓯蓉也在他研究的範圍內。龔瑞林教授表示，管花肉蓯蓉主要以松果菊苷（Echinacoside）成分為主，以往常被使用於男性壯陽，而現代經研究發現，管花肉蓯蓉對於腦神經、血糖的調節，甚至是因糖尿病所產生的性功能障礙，都有幫助！

龔瑞林教授也提到，肉蓯蓉包含多項品種，如想要達到以上效果，攝取一般肉蓯蓉的萃取物是不可行的，唯有管花肉蓯蓉才是經過衛生福利部認證，可食用的品種。

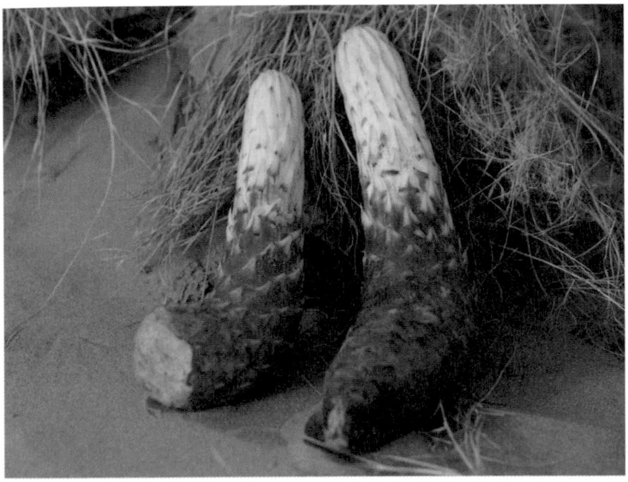
▲ 管花肉蓯蓉經由衛福部證實，是可食用的品種。

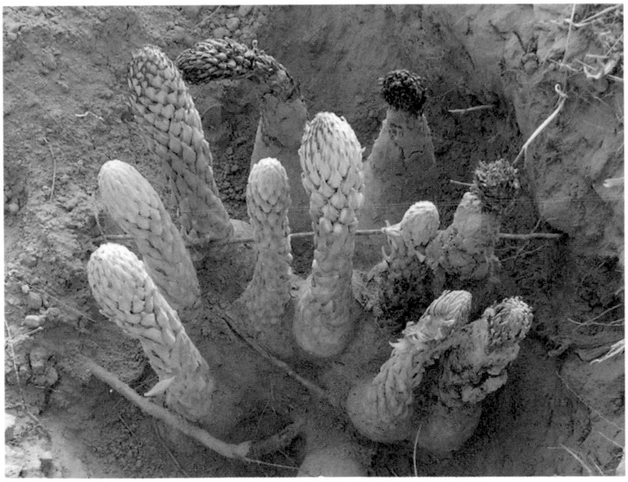
▲ 期待未來在管花肉蓯蓉中，找到更多有益人體的成分。

管花肉蓯蓉的科學研究

隨著年紀的增長，為了讓自己的腦力不退化，大家一定都上網查詢過健腦食物，像是常聽到的Ｂ群、魚油、Omega-3 等，但近期還有一項成分，已被多項實驗證實，也被發表至國際分子學刊，並榮登封面主題，表示對於記憶力衰退、腦部老化等有著相當顯見的效果，那就是 AIE2。究竟什麼是 AIE2 呢？

AIE2 其實是「Acteoside、Isoacteoside、Echinacoside、2'-Acetylechinacoside」這四種成分的縮寫，是萃取自管花肉蓯蓉中的護腦活性成分。杏輝醫藥集團副研發長唐靜靜說明，管花肉蓯蓉經過專利的萃取過程，包括水洗、切片、提取、濃縮等，以及運用「高科技專利指紋圖譜技術（Phytomix QC）」，配對鑑定出以上所提及的四種成分，並且經過無數次的護腦活性驗證，包含人體試驗，才成功研發出 AIE2 這項專利護腦活性成分。

副研發長唐靜靜補充，擁有專利的萃取技術，才能提高管花肉蓯蓉有效成分的萃取量。

AIE2專利萃取過程如下：

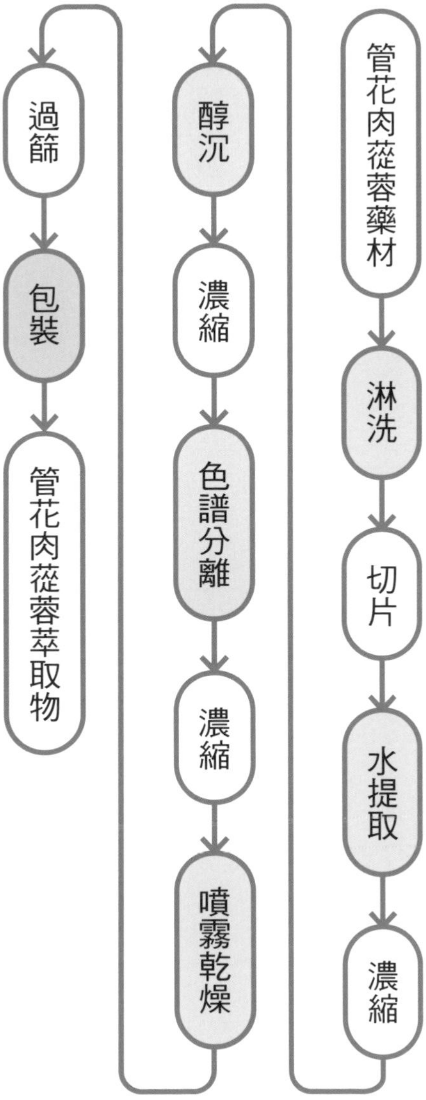

（資料提供：杏輝醫藥）

AIE2的科學實驗—提升神經傳導功能

為何人的記憶會有衰退的情況？主要是因為大腦內的有毒物沒有被排除。人體的大腦，每天都會產生大約7公克的類澱粉蛋白、乙醯膽鹼酶等有害物質，當這些毒素沒有清除，日積月累就會導致神經退化，進而造成記憶力下降。而經過實驗證實，AIE2能有效改善這樣的狀況。

副研發長唐靜靜分享，他們就以大腦產生的這些毒素進行誘導型老化動物實驗，結果顯示，管花肉蓯蓉的萃取物AIE2能延緩衰老。在實驗中，以雄系大鼠為實驗對象，注射類澱粉蛋白組的大鼠，海馬迴組織中的乙醯膽鹼酶活性會比正常大鼠來得高，表示神經系統已遭受破壞，而在餵食一倍以上的AIE2，可明顯看出，受澱粉蛋白所提高的乙醯膽鹼酶活性有效被抑制住，濃度降低許多，有助於提升神經訊息傳遞的功能。

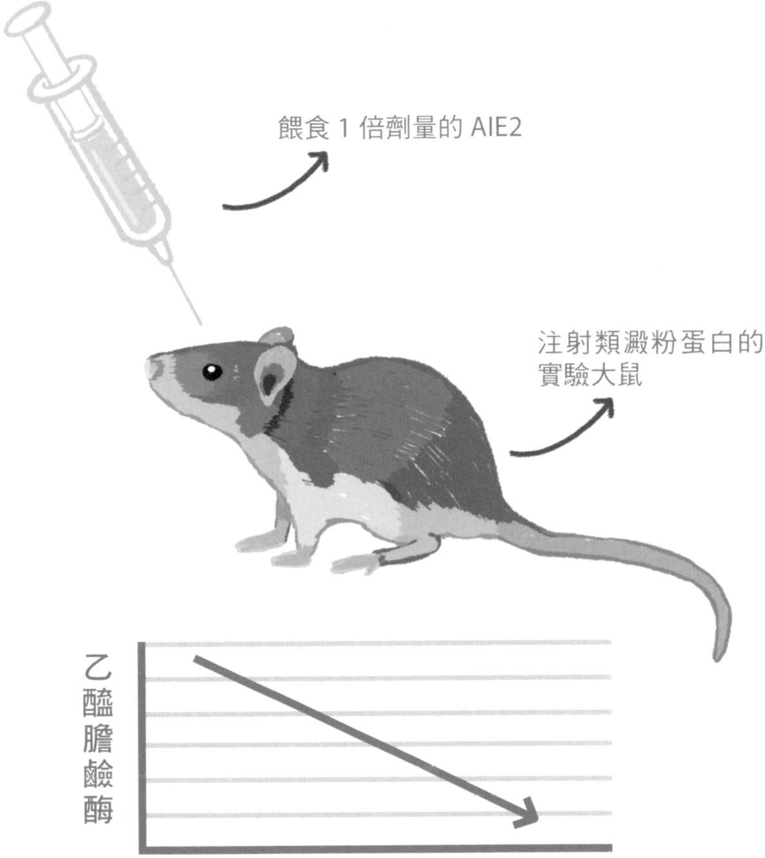

▲ 被注射類澱粉蛋白的實驗大鼠，餵食 1 倍 AIE2 劑量後，體內的乙醯膽鹼酶活性明顯降低，提高乙醯膽鹼濃度，表示可提高神經傳導功能。

AIE2 的科學實驗──提高記憶學習能力

杏輝醫藥也進行了另一項實驗，同樣以雄系大鼠為實驗對象，將大鼠們關在小小空間中，其中一組注射類澱粉樣蛋白，另外的除了注射後，同時也餵食不同劑量的 AIE2，觀察其逃脫能力。經過實驗顯示，被餵食1倍 AIE2 劑量的大鼠，與單單注射類澱粉樣蛋白的組別相比，在相同的訓練天數中，各組的逃脫時間每天都有明顯減少，而隨著訓練天數的增加，餵食 AIE2 組的學習記憶的行為持續進步。

而以空間性探測試驗結果顯示，被餵食1倍 AIE2 劑量的大鼠，在逃脫過程中90秒內停留在原休息平台的時間，比起類澱粉樣蛋白注射組，具有32％的差異性，而且游泳路徑是有方向性的，也會在原休息位置徘徊，這表示 AIE2 此項成分可改善患有阿茲海默症遭損傷的記憶學習能力。即使這些僅是動物實驗，但都是通過安全評估，使用在人體身上有著相同效果且安全。

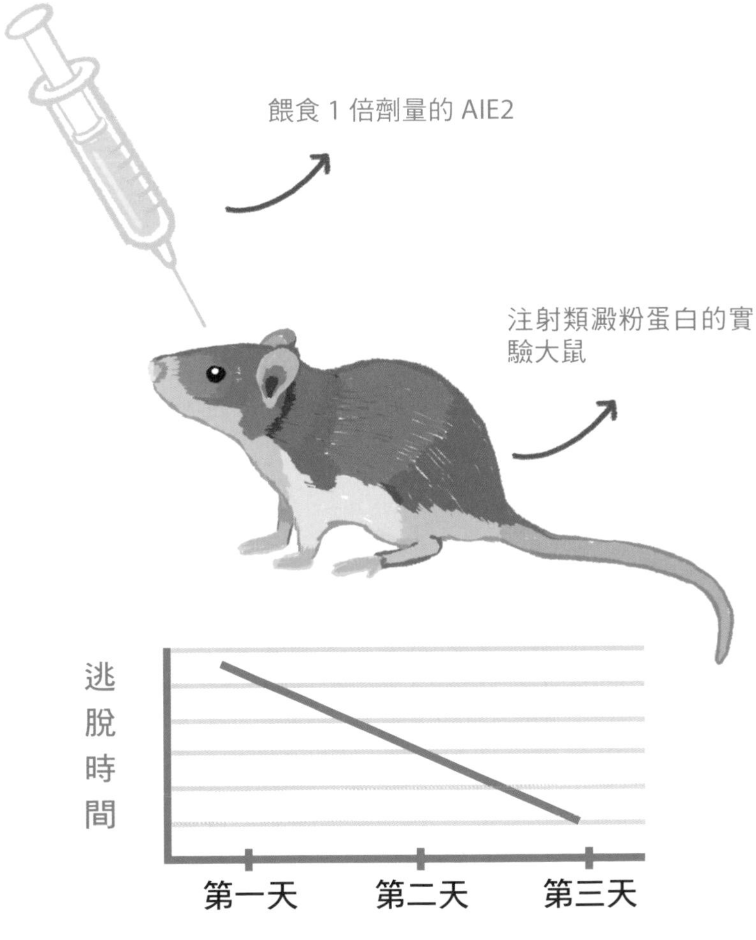

▲ 被注射類澱粉蛋白的實驗大鼠，餵食 1 倍 AIE2 劑量後，體內的乙醯膽鹼酶活性明顯降低，表示腦部退化有得到控制。

AIE2 的人體實驗

除了前面所提到的動物實驗，AIE2 也經過了超過 700 人以上的人體實驗，證明對於人體腦部的退化，是有顯著的改善效果！

根據發表於「美國阿茲海默症和其他失智症」的一篇醫學期刊中，探討了管花肉蓯蓉總苷對於中度阿茲海默症的治療效果及安全性，參與此實驗的有18位阿茲海默症的患者，平均年齡在73歲左右，於每餐飯後攝取約 600 毫克（一日食用約 1800 毫克）的管花肉蓯蓉總苷膠囊，再根據以下這5項指標來觀察：阿茲海默氏症評定量認知部分、簡易精神狀態檢查表、日常生活活動、社會行為量表和臨床整體評估。

結果發現，受試者服用48週以後，患者的認知功能惡化受到控制沒有再加重，記憶力及語言說話能力皆有明顯改善。值得一提的是，肉蓯蓉總苷對於阿茲海默症的惡化，比起乙醯膽鹼酶抑制劑擁有更好的控制效果。

具有鐵螯合活性，登上期刊封面

另外一項實驗證實，管花肉蓯蓉萃取物中的成分─管花苯乙醇苷（即 AIE2）對於 Aβ 類澱粉樣蛋白的聚合與堆積，其抑制機制─鐵螯合扮演重要的角色，能對抗阿茲海默症的發生，同時也證明管花苯乙醇苷能通過血腦屏障（BBB）到達腦部。

鐵離子是血清及腦中的基本元素，過量的鐵累積會對大腦造成氧化性壓力傷害，而導致阿茲海默症的發生，經過實驗發現，管花苯乙醇具有螯合鐵的活性，可以將腦中的鐵離子藉由螯合帶離體外，因此螯合鐵成為治療阿茲海默症的用藥新選擇。這項研究在 2019 年發表於 Molecules 期刊，且榮登當期的封面故事，可謂新時代的重大發現。

蒐集5種健腦飲食

大豆卵磷脂、魚油等，都是常見的健腦食物。營養師還要再告訴你，這些食物其實也有保健大腦的效果！

健腦飲食1：銀杏

許多中式料理，經常使用銀杏入菜，總覺得多吃能預防記憶力衰退，但事實並不是大家所想的這樣。

李佳蕙營養師提到，銀杏是種古老植物，在1.8億年前就存在，大眾所認知的功效，應該是「銀杏葉」，並不是料理所使用的銀杏果（俗稱的白果）。兩者相比之下，銀杏葉的功效性成分比較高。

健腦飲食 2：卵磷脂

卵磷脂（Lecithin），又稱為磷脂膽鹼（Phosphatidylcholine，簡稱 PC），是種磷脂質混合物，成分包含磷酸、膽鹼、脂肪酸、甘油、甘油三酸酯和磷脂，在蛋黃、大豆、動物肝臟等都有其成分。李佳蕙營養師表示，因為卵磷脂富含磷脂質，而磷脂質是維持細胞膜完

食用 tips

目前銀杏葉萃取物仍屬於藥品，會與抗凝血劑和抗血小板藥物產生加成作用，可能有出血風險，民眾在購買前，應與主治醫師等其他專業人員諮詢後，評估自身健康狀況再服用。

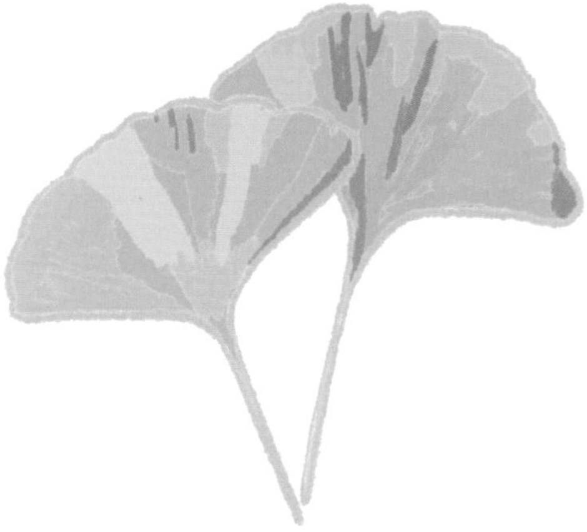

▲ 具有健腦功效，指的應該是銀杏葉，而非銀杏果。

整的重點成分，尤其是對神經細胞的細胞膜，因此在人體的發育階段，補充足夠的卵磷脂，能有效修補受傷的細胞膜，保持大腦細胞的完整及健康。

而卵磷脂也負責調節物質運輸與訊息的傳遞，李佳蕙營養師解釋，磷脂膽鹼是身體儲存膽鹼的形式，攝取後經體內酵素的分解，會產生膽鹼，在與人體的乙醯基化合，就會變成「乙醯膽鹼」，大腦在傳輸訊息時，就是靠乙醯膽鹼的幫忙，它是重要的神經傳導物質，有助於大腦活化、增進記憶力，但對於改善大腦各方面的功能，仍需有更多的研究來佐證。

卵磷脂對於人體的好處，不只有上述所提到的，像是幫助肝臟代謝脂肪，降低膽固醇，可謂血管清道夫，也能預防及舒緩母乳媽媽乳腺堵塞的問題，對於產婦、孩童、成年人或是老年人，都是很好的營養補充來源。

食用 tips

常見富含卵磷脂的食物有大豆製品、蛋黃、牛奶、深綠色蔬菜等，大眾也能選擇保健食品來補充。李佳蕙營養師提到，目前坊間的卵磷脂多以大豆萃取為主，以粉狀、軟膠囊狀呈現。粉狀的卵磷脂可加入牛奶、粥品等，適合牙口不佳或是吞嚥困難的年長者及小孩；軟膠囊狀的適合上班族直接服用，較適合的服用時間點在飯後，吸收效果較佳，記得搭配足夠的水服用。

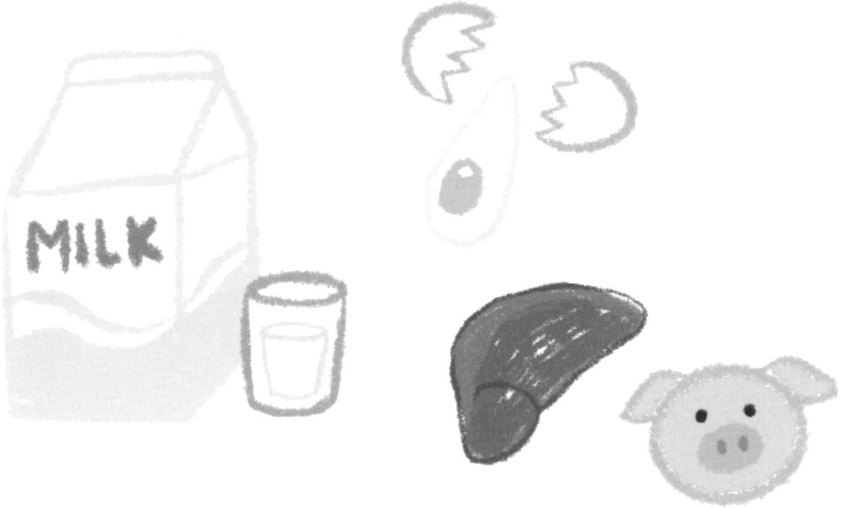

▲ 牛奶、蛋黃、動物肝臟等食物，可作為卵磷脂補充的來源。

健腦飲食3：魚油

魚油對人體的生命期都有保護及支持功效，王雅虹營養師表示，魚油屬於長鏈 Omega-3 脂肪酸，具有高度抗發炎能力，其主要存在深海魚類的脂肪組織中，常吃到的鯖魚、鮭魚、秋刀魚、沙丁魚都是很好的魚油來源，選擇的來源一定要新鮮才有效。

世界衛生組織建議，每日攝取 250 至 2000 毫克的 EPA 及 DHA，可以達到保健效果，不會產生其他副作用。王雅虹營養師提到，魚油是大腦偏愛的油脂來源，EPA 不僅能降低心血管疾病的風險，還能改善精神相關疾病，比如說注意力不集中、學習障礙、產後憂鬱、精神分裂等。而 DHA 則是大腦細胞膜的主要結構，存在於神經突觸末，可以促進神經傳遞，加速接收神經傳導物質，除了支持視力發展，也能幫助認知及神經發展。

食用 tips

魚油對於特定族群，擁有不同的益處，王雅虹營養師整理如下：

族群	好處
茹素者	素食者無法直接攝取魚油，可轉為選擇亞麻油酸。它可在肝臟轉換成 EPA 與 DHA，獲得長鏈 Omega-3 脂肪酸的保護力。素食者可以選擇有藻油來源的 EPA 跟 DHA，量可維持在每日 500 毫克。
孕媽咪	在第三孕期，媽媽攝取大量的魚油，體內會自動傳送大量的 DHA 給胎兒，以利成長。比起一般人，建議孕媽咪要吃雙倍的魚油量。
0 至 2 歲的寶寶	這階段的寶寶，體脂肪組織可供應部分大腦所需要的長鏈 Omega-3 脂肪酸，建議每日的 EPA 及 DHA 攝取量約 100 毫克即可。如果寶寶開始吃固體食物，每週可增加 1 至 2 次的魚類。
年長者	年紀增加，難免會遇上記憶力退化問題，研究發現，每日補充超過 1000 毫克的 EPA 和 DHA，又或是只補充 DHA，能有效改善因年紀所造成的輕度記憶障礙。

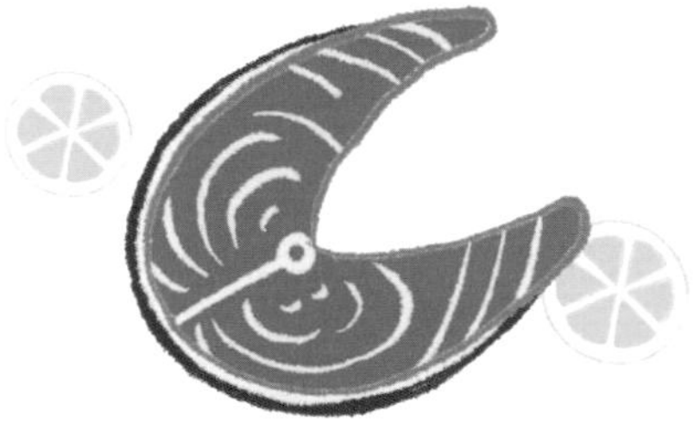

◀ 鮭魚是很好的魚油來源，大眾要仔細挑選來源及新鮮度。

健腦飲食4：薑黃

除了以上常聽到的健腦食物，歐陽嘉媚營養師提到，薑黃對於提升腦部功能也有顯著效果喔！薑黃屬於薑科薑黃屬植物，在印度及南亞地區已有上千年的使用歷史，其外表與生薑差不多，但切開裡頭是呈現橘黃色，現代醫學研究發現，薑黃中的功能性成分薑黃素，具有抗氧化、抗發炎、抗真菌等功效。

食用 tips

歐陽嘉媚營養師提醒，因為薑黃素是脂溶性物質，需要與油脂一同烹煮，大眾可試著把薑黃粉加入適量的油脂做成薑黃飯，抑或是加入其他辛香料煮成咖哩，才能提高吸收率。

健腦飲食5：綠茶

每天下午想要來杯茶，那就選擇喝綠茶吧！歐陽嘉嵋營養師說明，綠茶中的兒茶素具有健腦功效，它是茶苦澀味的來源之一，具有相當好的抗氧化效果，喝綠茶不僅能預防三高、癌症，對於腦部認知功能也有幫助！

根據一份發表至《美國臨床營養學雜誌》的文章中，找到了綠茶與認知功能之間的關係。研究找來了1,000多名70歲以上的日本長者，調查喝綠茶的頻率，結果發現喝的量越多，認知障礙罹患率就越低，更以每日喝兩杯的量最低。

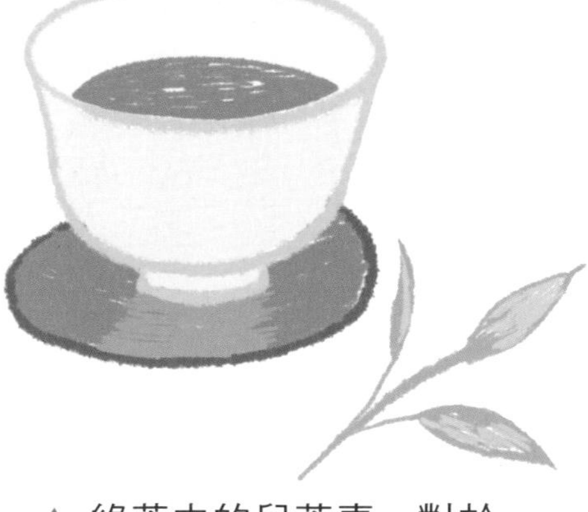

▲ 綠茶中的兒茶素，對於腦部具有抗氧化效果。

把握保健品的「三有」

從飲食中，獲得對自身有益的成分，是最好的做法，但人總是有不方便的時候，生活忙碌、出門在外等，無法天天吃魚、吃深色蔬菜、喝牛奶等，替代方案就會是購買保健食品來吃，歐陽嘉媚營養師提醒，挑選健腦保健食品時，一定要看清楚認證標章及標示，以免沒吃到營養成分，卻將身體搞壞，因小失大！

- **有「認證」**：第一步，當然是要選經由權威把關過、有認證的保健品。在保健食品界中，最難取得的有「小綠人（健康食品認證）」和「SNQ（國家品質標章）」，這兩種認證皆具有一定的公信力，申請難度及成本都不低，可謂是兩大國家級保健食品的認證系統。

- **有「品牌」**：就像是化妝品、餐飲等，選擇國際大廠品牌，通常會比較安心，但現今也有不少台灣在地保健食品品牌相當用心，即使沒有獲得上述的兩大認證，只要在產品資訊上，清楚說明使用的原物料、添加量有多少，且沒有標榜誇大的療效，還是可納入考量。

• **有「標示」：**注意包裝上有沒有清楚標註品名、容量、成分、添加量、營養標示、食用方法、製造日期、保存期限、製造商、公司地址、聯絡電話等，確保使用產品後有任何問題，有完善的售後服務及專業諮詢，千萬別聽信來路不明、標示不清的保健品！

養腦活力新星：AIE2和核桃肽

想要腦力不喊「卡」，本篇內容將帶大家認識兩種養腦新星：AIE2和核桃肽。

AIE2對記憶力的影響

上篇文章提到，AIE2實驗證明，能有效改善腦力退化，當AIE2作用於人體時，對於記憶力又會有哪些關鍵的影響呢？杏輝醫藥集團副研發長唐靜靜提到，經過20年來多次的護腦活性研究，AIE2經由以下5種作用，能達到對抗腦部老化等其他因素所造成的腦部功能退化，這種退化是不可逆，也不可恢復的，因此在抗老護腦上，AIE2可說是扮演極為重要的角色，而這項研究也獲得國際期刊的認可，讓更多人知道AIE2的功效。

- 透過刺激神經滋養因子，像是 BDNF（腦源性神經生長因子），能促進神經的再生能力，預防神經細胞的萎縮，甚至是死亡。
- 阿茲海默症、失智症主要的病因，來自於腦部毒素，例如類澱粉蛋白，AIE2 能預防這些毒素的累積，防止腦神經受損。
- 增強腦部抗氧化活動，清除腦中的自由基，避免對身體各種組織器官造成傷害，保護腦細胞。
- 提高神經傳導物質濃度，比如乙醯膽鹼，讓神經傳導更順暢，才能將訊息傳導出去。
- 當人體攝取到太多的鋁，會傷害體內神經，AIE2 能螯合金屬離子作用，減少腦部毒性物質的累積。

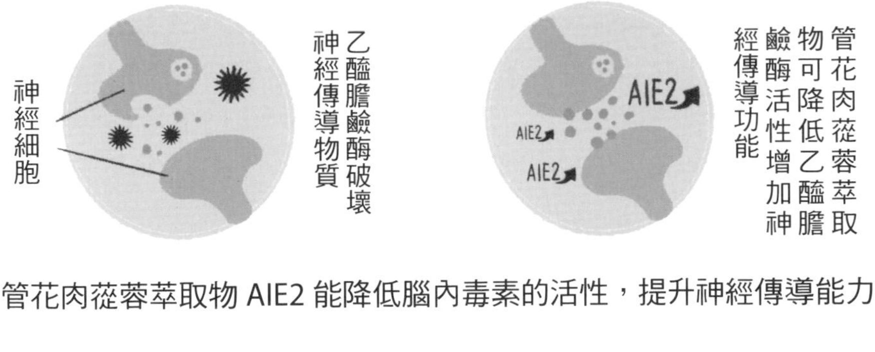

▲ 管花肉蓯蓉萃取物 AIE2 能降低腦內毒素的活性，提升神經傳導能力。

什麼是核桃肽？

了解AIE2的功效後，接著帶大家來認識什麼是核桃肽。除了老年人，像是年輕人、上班族等都想提升記憶力，也不斷在找尋適合的方法或食品，藥學博士王昭日與生技博士趙健良就在思考，管花肉蓯蓉能夠改善老年人的失憶症，那是否有另一項食品，幫助的不僅僅是老年人，而是更多族群的腦力？在考量原料、產量等因素後，找到了種植核桃的有機農場，「大家都知道，核桃具有補氣的功效，但經過我們研究後，它其實與腦部神經生長也有關係，對於人體的記憶力大有益處。」

藥學博士王昭日提到，在

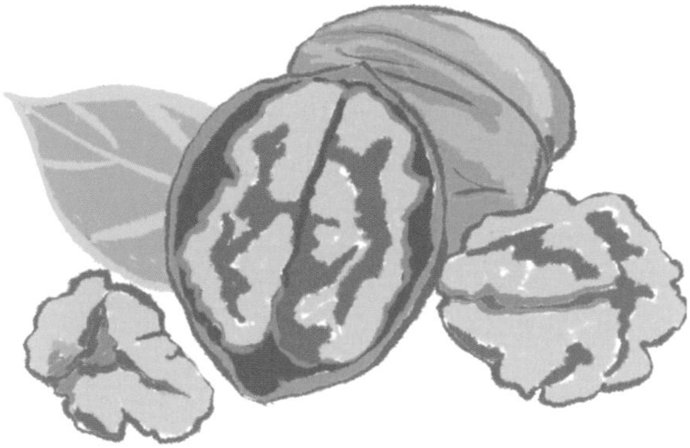

▲ 核桃經由專利酶解技術，變成核桃肽，有助於提升記憶力。

剛開始研發時，試著將核桃脫脂後，食用所謂的核桃蛋白，但發現在吸收、功效方面並不是特別有效果，因此才轉為開發核桃肽。核桃肽指的是，從農場中取得新鮮的核桃，第一步先用冷炸的方式，將裡頭的油脂逼出來，剩下來的核桃粕透用專利酶解技術，選用中性蛋白酶，將大分子核桃蛋白切割成更小分子的胜肽，才具有較大的活性，容易被腸道吸收，被人體食用才能發揮功效。

單吃核桃，也能達到相同功效嗎？

既然核桃有助於大腦神經生長，那單吃核桃也能達到相同功效嗎？王昭日博士說明，核桃之所以有這項功效，主要是藉由「中性蛋白酶」的作用，以及專利技術將其轉變成核桃肽。如果單吃核桃，體內並沒有這樣的酶能發揮作用，也就無法變成對人體有效的成分。

核桃肽對人體的好處

近年來，許多研究發現，核桃肽對於腦部的好處不輸給核桃油，因為它具有強大的抗氧化作用，能減少細胞損傷，降低大腦中的毒素，達到保護神經的效果。趙健良博士提到，核桃肽對於人體的好處，主要包含以下兩種：

• 增進學習跟記憶功能：

王昭日博士提到，腦源性神經生長因子（BDNF）存在大腦發展中和成熟的神經元裡，其主要目的是在維持神經細胞的存活、神經發育以及增加突觸的可塑性，以達到增加學習及記憶功能。經過研究證實，核桃肽能增加神經突觸的生長，而這也是腦源性神經生長因子增加所表現的結果。

• 改善睡眠品質：

大腦每天的工作時間很長，就連睡覺都還在運作，當大腦感覺到壓力大時，就會產生毒素，也就是俗稱的自由基，自由基會去攻擊神經細胞，使其損傷。核桃肽能有效降低腦部的氧化壓力，經由人體實驗證實，核桃肽能有效改善青少年及老年人的睡眠品質，使其達到深層睡眠。

核桃肽有助提升中學生考試成績！

王昭日博士提到，曾經做過一項研究，隨機挑選一群中學生，其中一部分在不知情的情況下，每日攝取一定劑量的核桃肽，經過短期（30 天）的實驗，考試成績明顯提升，而長期（90 天）來看，對於認知及學習能力更有大幅的進步。

優良核桃肽如何選？

目前核桃肽多被製作成保健食品，供消費者選擇及食用，如果想要達到實際功效，其來源及品質，消費者就要好好把關，那要如何挑選，才能確保核桃肽的品質？趙健良博士提到，好的品質，最簡單就是原料不能有汙染，倘若能追溯到原料的來源，就能掌握其品質是好還是壞，像是來自有機農場種植的核桃肽，重金屬、農藥等含量皆有經過嚴格的控管；再來就是要看產品的功效，以免花大錢，卻走了冤枉路。

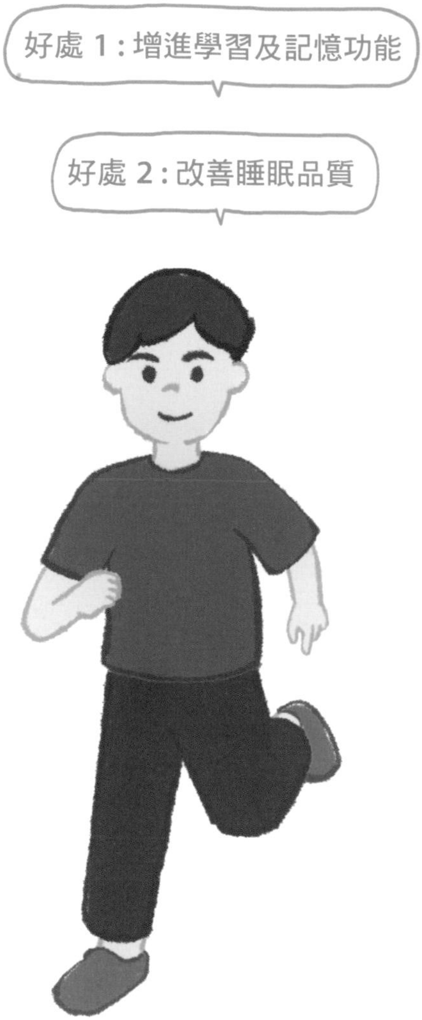
好處 1：增進學習及記憶功能
好處 2：改善睡眠品質

趙健良博士提供消費者以下四點選購方向

1. 是否有專利功效認證，擁有此項認證，表示此產品是有經過不同國家專利局審核過。

2. 是否有文獻發表。透過文獻報告，消費者能了解產品的實驗過程、步驟結果，且是經過專業人士的見證。

3. 是否有進行人體臨床實驗。保健食品是要用來吃的，當然需要進行多次的人體實驗，才能確定對人體無害，且其功效在人體上是有效果的。

4. 是否經過多關的檢驗過程。以杏輝醫藥為例，從原料到產品，每一關檢驗都不可馬虎，原料在進廠前檢驗一次，萃取後的提取物再檢驗一次，送至販售地之後再做最後檢驗，確保產品中不包含任何重金屬、黃麴毒素等，消費者食用更安全。

商品百百種，市售肉蓯蓉知多少

因為受限於種植地的氣候、環境，管花肉蓯蓉目前產量很有限，已被列入保護品種。

管花肉蓯蓉的生長環境

管花肉蓯蓉，相信許多人是第一次聽到這種植物，不妨可以趁這個機會好好來認識。管花肉蓯蓉生長在沙漠環境，屬於寄生植物，它必須寄生在紅柳樹上，藉由紅柳樹發達的根系，來吸取數十公尺外的水源及養分，也因為如此，孕育出管花肉蓯蓉十分強勁的生命力，能忍受乾燥、對抗寒冷，得以在環境極為惡劣的沙漠中生存。

杏輝醫藥集團副研發長唐靜靜提到，在更早的年代，管花肉蓯蓉算是野生品種，而後隨著氣候、環境的變遷，導致產量越來越少，因此管花肉蓯蓉就成為了保護品種，現今多為人工栽培。由於管花肉蓯蓉中的萃取物 AIE2，對於人體的腦部衰老具有延緩功效，目前市面上有製作相關的保健食品，杏輝醫藥為第一家。

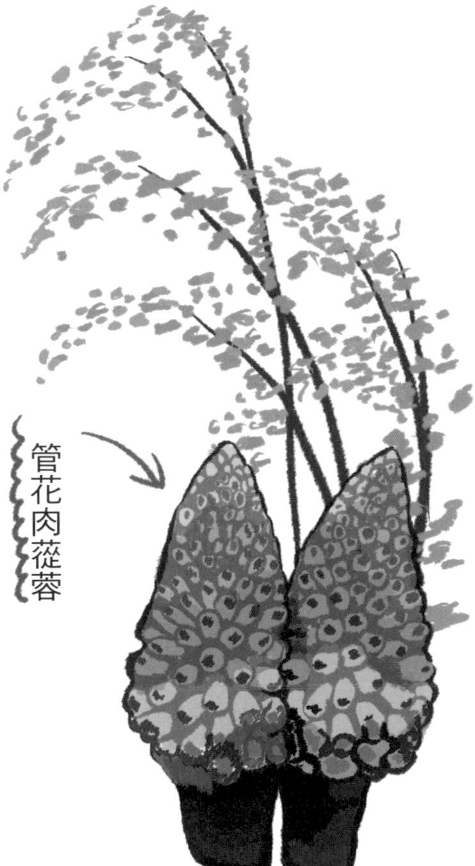

管花肉蓯蓉的種植方法

唐靜靜副研發長補充說明，杏輝醫藥擁有將近3,000畝的種植基地，同時種植管花肉蓯蓉和紅柳樹，透過與當地農民進行「契作」的方式，簽訂契約以要求栽培技術，和控管原料來源，一年中，只有兩次採收機會，分別是在春季跟秋季。

而在2005年，杏輝醫藥取得管花肉蓯蓉抗血管性失智二類新藥，為了達到藥材的有效性及穩定性，杏輝醫藥擁有唯一的管花肉蓯蓉GAP（優良農產品種植規範）種植基地，從育種、播種、水質、土質、施肥，到病蟲害、農藥、重金屬等都有嚴謹及標準化控管，同時也有送至日本進行400多種的農藥檢測，確保在一定規範下種植的藥材，才能提供做為原料藥，以及銷售至其他國家使用。

唐靜靜副研發長也說，杏輝之所以選擇沙漠藥用植物作為研究培植對象，除了是要研究其藥用價值，而大量種植紅柳樹，能藉由其發達根系發揮固沙作用，防止沙漠風化，降低沙塵暴侵襲，為減少地球空污盡一份心力。

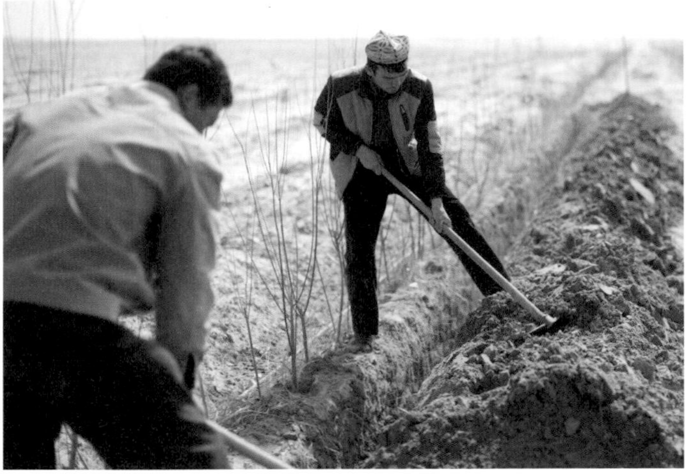

▲ 當地農民種植管花肉蓯蓉。

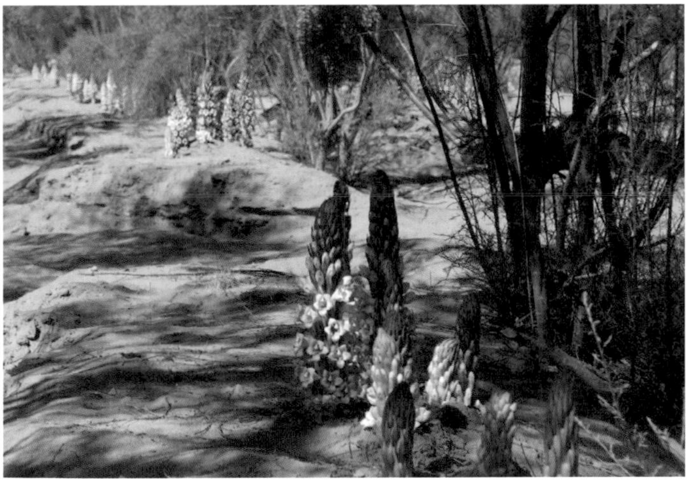

▲ 管花肉蓯蓉的種植地。

市售產品的種類

在目前的市場中，我們可以發現運用管花肉蓯蓉製作的產品，越來越多元，除了常見的中藥材之外，也因為它擁有多種功效，而被製作成方便食用的保健食品。

吳雅婷營養師表示，常見的管花肉蓯蓉，是被做為傳統中藥材所使用及販售，像是日本相當有名的養命酒，裡頭成分就有包含管花肉蓯蓉，具有滋陰補陽的功效。

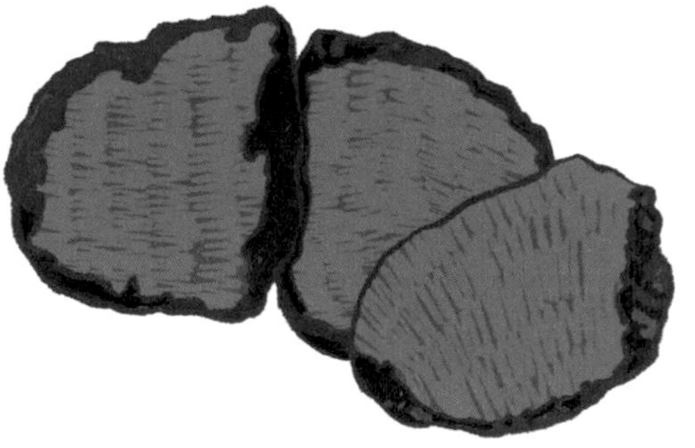
▲ 管花肉蓯蓉中藥材

而隨著科技越來越進步，在市面上可以找到以現代化科學方式萃取出其中護腦的活性成分，製成像是西藥的錠狀，或是膠囊狀劑，用來預防腦部退化、記憶力退化，甚至是增強記憶力的生技保健產品，這也是近年來除了常聽見的DHA、銀杏、卵磷脂、薑黃等護腦成分之外，較新穎且在科學上備受肯定的成分。

而吳雅婷營養師補充說到，在這幾種常見的護腦成分中，目前從市場上及TFDA網站查詢，僅有管花肉蓯蓉萃取物（AIE2）有獲國家認證延緩衰老健康食品認證。

1. 促進神經生長，預防神經萎縮。
2. 預防毒素的累積，像是類澱粉蛋白等，有效預防腦神經受損。
3. 增強腦部抗氧化作用，保護腦細胞。
4. 提升神經傳導物質濃度，體內訊息傳導更加順暢。

挑選的注意事項

無論是要購買中藥材回家燉煮，或是選擇方便性高的保健食品補充，消費者都要聰明挑選，確保自身體質合適及品質保證。

站在中醫的角度，許天祥中藥調配師提醒大眾，管花肉蓯蓉的成分複雜，中藥材因個人體質關係，可能會有上火等副作用，在購買前，最好是在中醫師的指導下使用，以確保安全。

而現今人們常因為生活忙碌，而忽略了要為自己的身體補充營養，如果沒時間到中藥行購買中藥材回家烹調，目前市面上也有販售管花肉蓯蓉等相關生技保健品，但因為是要吃進肚子裡的，原料來源及安全性更需要把關。

吳雅婷營養師說明，以管花肉蓯蓉為成分的保健食品，主要功效為「護腦」，有助於減緩失智症，活化腦部細胞，但因為萃取「護腦活性成分」要經過很長一段時間的研究，而且成分的有效性、安全性、安定性等都是保健品效果與安全的關鍵，一般消費者較難自行判斷產品的好與壞。吳雅婷營養師提出以下四點購買指南，以最簡單的方式，購買到最安全、最適合自己的產品：

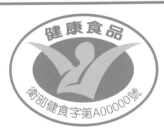

生技保健食品的購買指南

1. 是否獲得認證。(如：國家健康食品延緩衰老認證)
2. 是否有專利認證。
3. 是否能提出學術研究期刊等相關證明，功效較有保障。
4. 最好公司本身有GAP(優良產品種植規範)農場種植的藥材，從源頭控管原料品質。

健康食品認證標章

延緩腦力退化的飲食新選擇

除了管花肉蓯蓉，大眾也能選擇「麥得飲食法」，作為延緩腦力退化的另一項飲食新選擇！

麥得飲食法，是2015年美國洛許大學醫療所提出的新興護腦飲食，王雅虹營養師提到，麥得飲食法是一種「地中海飲食」結合降血壓的「得舒飲食」的飲食法，它可以降低大腦發炎，減少類澱粉蛋白斑塊沉積，並降低腦神經損傷，根據研究，執行此項飲食的長輩五年後，大腦可以年輕7.5歲。王雅虹營養師提醒，維持麥得飲食法並不困難，飲食上只需拉高富含保護大腦營養素的10種「護腦食材」，並降低5種會誘發腦病變的「傷腦食材」的食用頻率就可以囉！

護腦食材分為以下10種：

1、綠葉蔬菜：富含維生素與植化素，降低腦部氧化壓力，預防腦部病變。

2、其他蔬果：配菜多點顏色繽紛的蔬菜，像是茄子、紅蘿蔔、彩椒等，擴增植化素的保護力。

3、橄欖油：內含不飽和脂肪酸與大量多酚類，抗氧化、抗發炎力，維持較佳的認知功能。

4、堅果類：透過單元不飽和脂肪酸，維持足量的抗發炎力，達到較佳的認知功能。

5、**魚類：**富含長鏈 Omega-3 脂肪酸，降低腦部纖維化，維持足量血流量。

6、**莓果類：**含高量的原花青花素，增加大腦訊息傳遞的靈敏度。

7、**大豆類：**含有卵磷脂與膽鹼，讓腦細胞之間可以充分溝通。

8、**全穀類：**提供大腦大量的維生素B，降低腦細胞凋亡。

9、**白肉類：**像是雞肉，飽和脂肪酸較低，可以避免大腦發炎。

10、**紅酒類：**一天 120 毫升，可提供大量多酚類，達到抗氧化與抗發炎力，維持較佳認知功能。

而傷腦食物包含糕點、紅肉、奶油、全脂起司和油炸物等五種，王雅虹營養師表示，這些食物不是糖分太高，就是飽和脂肪酸過多，如果我們減低食用頻率，大腦內就不會堆積太多類澱粉蛋白，加速退化性腦病變。腦部退化性疾病，其實就是一種「腦部低營養狀態」的結果，從飲食中開始調整，可說是最有經濟效益的護腦投資。

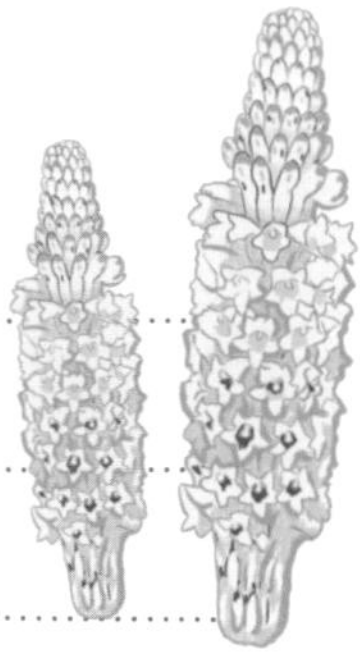

Note

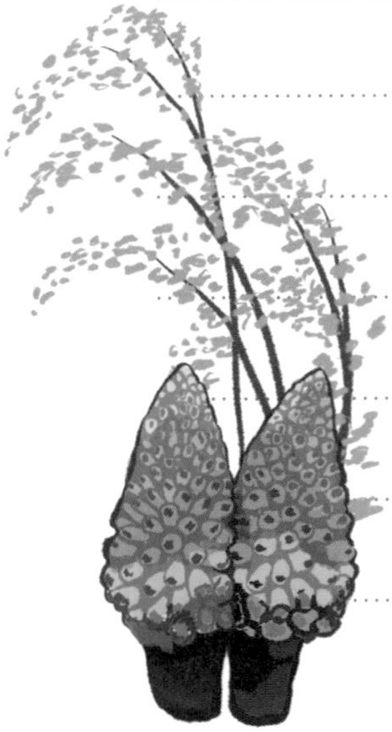

養腦聖典

護腦珍品管花肉蓯蓉全面解密
延緩衰老，養腦要趁早

作者	未來方案
編輯	李芷姍、吳佩琪、Tiffany
美術設計 & 插畫	陳儀芬、洪玉玲
行銷企劃經理	呂妙君
行銷企劃專員	許立心
發行人	何飛鵬
總經理暨社長	李淑霞
總編輯	林開富
出版公司	墨刻出版股份有限公司
地址	台北市中山區民東路二段 141 號 9 樓
電話	886-2-2500-7008
傳真	886-2-2500-7796
電子信箱	mook_service@hmg.com.tw
發行公司	英屬蓋曼群島商家庭傳媒股份有限公司城邦分公司
城邦讀書花園	www.cite.com.tw
劃撥	19863813
戶名	書虫股份有限公司
香港發行	城邦 (香港) 出版集團有限公司
地址	香港灣仔駱克道 193 號東超商業中心 1 樓
電話	852-2508-6231
傳真	852-2578-9337
製版印刷	凱林印刷事業股份有限公司
ISBN	978-986-289-717-1
城邦書號	KG4021
初版	2022 年 5 月
MOOK 官網	www.mook.com.tw
Facebook 粉絲團	MOOK 墨刻出版 www.facebook.com/travelmook

國家圖書館出版品預行編目 (CIP) 資料

養腦聖典：護腦珍品管花肉蓯蓉全面解密，延緩衰老，養腦要趁早 / 李芷姍，吳佩琪， Tiffany 合著 . -- 初版 . -- 臺北市 : 墨刻出版股份有限公司出版：英屬蓋曼群島商家庭傳媒股份有限公司城邦分公司發行，2022.05
面 ； 公分

ISBN 978-986-289-717-1(平裝)

1.CST：健腦法 2.CST：健康法

411.19 111005971